第2版

ポケットマスター臨床検査知識の整理
医動物学

臨床検査技師国家試験出題基準対応

新臨床検査技師教育研究会 編

JN050537

医歯薬出版株式会社

発刊の序

　臨床検査技師になるためには，幅広い領域についての知識を短期間のうちに習得することが求められている．またその内容は，医学・検査技術の進歩に伴い常に新しくなっている．さらに，学生生活を締めくくり実社会に出ていくための関門となる国家試験はきわめて難関で，臨床検査技師を目指す学生の負担は大きい．

　本書は，膨大な量の知識を獲得しなければならない学生に対し，効率的に学習を進めるために，そして少しでも勉強に役立つよう，学校での授業の理解を深め，平素の学習と国家試験対策に利用できるように配慮してつくられた．国家試験出題基準をベースに構成され，臨床検査技師教育に造詣の深い教師陣により，知っておかなければならない必須の知識がまとめられている．

　「学習の目標」では，国家試験出題基準に収載されている用語を中心に，その領域におけるキーワードを掲載し，「まとめ」では，知識の整理を促すようわかりやすく簡潔に解説することを心掛けた．一通り概要がつかめたら，○×式問題の「セルフ・チェックA」で理解度を確認し，要点が理解できたら，今度は国家試験と同じ出題形式の「セルフ・チェックB」に挑戦してもらいたい．間違えた問題は，確実に知識が定着するまで「まとめ」を何度も振り返ることで確かな知識を得ることができる．「コラム」には国家試験の出題傾向やトピックスが紹介されているので，気分転換を兼ねて目を通すことをおすすめする．

　持ち運びしやすい大きさを意識して作られているので，電車やバスの中などでも活用していただきたい．本書を何度も

開き段階を追って学習を進めることにより，自信をもって国家試験に臨むことができるようになるだろう．

　最後に，臨床検査技師を目指す学生の皆さんが無事に国家試験に合格され，臨床検査技師としてさまざまな世界で活躍されることを心から祈っております．

新臨床検査技師教育研究会

本書の使い方

1. 国家試験出題基準に掲載されている項目をベースに，項目ごとに「学習の目標」「まとめ」「セルフ・チェックＡ（〇×式）」「セルフ・チェックＢ〔国家試験出題形式：Ａ問題（五肢択一式），X2問題（五肢択二式）〕」を設けています．"国試傾向"や"トピックス"などは「コラム」で紹介しています．

2. 「学習の目標」にはチェック欄を設けました．理解度の確認に利用してください．

3. 重要事項・語句は赤字で表示しました．赤いシートを利用すると文字が隠れ，記憶の定着に活用できます．

4. 「セルフ・チェックＡ／Ｂ」の問題の解答は赤字で示しました．赤いシートで正解が見えないようにして問題に取り組むことができます．不正解だったものは「まとめ」や問題の解説を見直しましょう．

5. 初めから順番に取り組む必要はありません．苦手な項目や重点的に学習したい項目から取り組んでください．

授業の予習・復習に

授業の前に「学習の目標」と「まとめ」に目を通し，復習で「まとめ」と「セルフ・チェックＡ／Ｂ」に取り組むと，授業および教科書の要点がつかめ，内容をより理解しやすくなります．

定期試験や国家試験対策に

間違えた問題や自信がない項目は，「まとめ」の見出しなどに印をつけて，何度も見直して弱点を克服しましょう．

医動物学　第2版

目　次

1 医動物学

A 寄生虫症の疫学

①寄生虫学とは，原虫類と蠕虫類(線虫類，吸虫類，条虫類)を研究する学問.

②衛生動物学とは，ダニや蚊など，ヒトの体表に寄生したり，刺咬や吸血でヒトに害を与える動物(昆虫)を研究する学問.

③寄生虫学と衛生動物学を合わせて医動物学となる.

④新興・再興感染症は，今まで国内でみられなかった感染症(新興感染症)や，国内で流行していたがその後感染が抑えられていたものが，再び国内で感染が確認されるようになった感染症(再興感染症)のことである.

⑤海外から持ち込まれる感染症を，特に輸入感染症という.

⑥顧みられない熱帯病(NTD)は，主に熱帯地域の貧困層を中心に流行している感染症で，寄生虫が原因となるものが多い.

 寄生虫の分類

1. 線虫類

①回虫

②アニサキス

③蟯虫

④鞭虫

⑤鈎虫

⑥糸状虫(回旋糸状虫，バンクロフト糸状虫，マレー糸状虫)

⑦糞線虫

⑧東洋毛様線虫

⑨旋毛虫

⑩顎口虫（有棘顎口虫，剛棘顎口虫）

⑪広東住血線虫

⑫旋尾線虫

⑬メジナ虫

2．吸虫類

①住血吸虫〔日本住血吸虫，Manson（マンソン）住血吸虫，Bilharz（ビルハルツ）住血吸虫〕

②肺吸虫〔Westerman（ウエステルマン）肺吸虫，宮崎肺吸虫〕

③横川吸虫

④肝吸虫

⑤タイ肝吸虫

⑥肝蛭

3．条虫類

①日本海裂頭条虫

②広節裂頭条虫

③クジラ複殖門条虫（大複殖門条虫）

④Manson（マンソン）裂頭条虫

⑤無鉤条虫

⑥有鉤条虫，有鉤囊虫

⑦単包条虫

⑧多包条虫

⑨小形条虫

⑩縮小条虫

4．原虫類

①アメーバ類（赤痢アメーバ，大腸アメーバ，アカントアメーバ）

②マラリア原虫（熱帯熱マラリア原虫，三日熱マラリア原虫，四日熱マラリア原虫，卵形マラリア原虫，サルマラリア原虫）

③トキソプラズマ

④Lambl（ランブル）鞭毛虫

⑤トリパノソーマ

⑥リーシュマニア

⑦膣トリコモナス

⑧ヒトクリプトスポリジウム

⑨戦争イソスポーラ

⑩サイクロスポーラ

⑪肉胞子虫

5．衛生動物（医節足動物）
①ダニ類（ツツガムシ，ヒゼンダニ，マダニ，ニキビダニ，コナダニなど）
②蚊類（ハマダラカ，イエカ，ヤブカなど）
③シラミ類（アタマジラミ，コロモジラミ，ケジラミ，トコジラミなど）
④ハエ類
⑤ノミ類
⑥ブユ類
⑦アブ類

2 新興・再興感染症

①感染症は次第に少なくなっているが，研究の発展で新たに病原体がみつかったり，今まで国内ではみられなかった感染症が海外から持ち込まれ流行することがある．これを新興感染症という．
②海外から持ち込まれる感染症を特に輸入感染症という．
③また，一度流行が起こったが患者数が激減し，流行がなくなったようにみえたが，再び患者数の増加がみられるような感染症を再興感染症という．

1．新興感染症で寄生虫が関係するもの
①原虫類：アカントアメーバ，ヒトクリプトスポリジウム，サイクロスポーラなど．
②線虫類：旋尾線虫など．
③衛生動物が関係するもの：日本紅斑熱，ライム病，重症熱性血小板減少症候群（SFTS），デング熱，ジカ熱など．

2．再興感染症で寄生虫が関係するもの
①原虫類：マラリア，赤痢アメーバ，Lambl鞭毛虫など．
②条虫類：エキノコックス症など．
③衛生動物が関係するもの：ツツガムシ（ツツガムシ病），疥癬（ヒゼンダニ），シラミ類（発疹チフス）など．

3 顧みられない熱帯病

　WHOが「顧みられない熱帯病(neglected tropical disease；NTD)」として設定している感染症のなかには，寄生虫が原因となるものが多い．これらの感染症は3大感染症(エイズ，マラリア，結核)と比べて十分な対策がとられてこなかったが，近年徐々に注目され，さまざまな対策がとられるようになっている．

1．寄生虫や衛生動物が関係する主なNTD

　①トリパノソーマ症：
　・シャーガス病(クルーズトリパノソーマ)
　・睡眠病(ガンビアトリパノソーマ，ローデシアトリパノソーマ)
　②リーシュマニア症(リーシュマニア原虫)
　③有鉤嚢虫症(有鉤条虫)
　④エキノコックス症(包虫症)(単包条虫，多包条虫)
　⑤食物媒介吸虫類感染症(肝吸虫，横川吸虫，Westerman肺吸虫，
　　肝蛭など)
　⑥リンパ系フィラリア症(バンクロフト糸状虫，マレー糸状虫)
　⑦河川盲目症(オンコセルカ症)(回旋糸状虫)
　⑧住血吸虫症(日本住血吸虫，Bilharz住血吸虫，Manson住血吸虫)
　⑨土壌伝播寄生虫症(回虫，鉤虫，鞭虫，糞線虫など)

医動物学

日本では寄生虫症に感染する方が少なくなりました．しかし，海外との人やモノの交流は年々増えており，日本国内でも感染の危険性はなくなってはいません．かえって寄生虫に触れる機会が減ったために，診断や治療が遅れる事態も発生しています．確実な診断や治療に結び付けるために，臨床検査技師として，①寄生虫体・虫卵の形態の特徴，②その寄生虫の生活史および我々の体から検出されるときの形態の特徴，③検査方法について，しっかりと学習してほしいと思います．
また，衛生動物も同様に海外から持ち込まれたりして，国内で流行(新興・再興)しています．これらも私たちに病害をもたらします．寄生虫学と衛生動物学の両方を学ぶ医動物学の視点を忘れないでください．

2．世界の寄生虫の感染状況（2000〜2018年）

疾患名		感染者数	備考
マラリア		2億1,600万人（2016年）	死者約45万人（2016年）
トリパノソーマ症	シャーガス病	600万〜700万人（原因寄生虫の感染者数）	輸血による感染が注意喚起されている
	睡眠病	3,000人程度（2015年に報告された新規患者）	新たな患者は激減
リーシュマニア症		毎年70万〜100万人の新規患者	毎年死者2万〜3万人
リンパ系フィラリア症		1億2,000万人以上．約4,000万人がこの疾患により外形変化・機能障害に（2000年）	2000年以降62億人以上に予防的に治療薬を配布した結果，このうち3億5,100万人は予防的化学療法が不要となった
住血吸虫症		約2億人（予防的治療を必要とする人の数）（2015年）	約6,500万人が治療を受けた（2015年）

マラリア　https://www.forth.go.jp/moreinfo/topics/2018/01091325.html
シャーガス病　https://www.forth.go.jp/moreinfo/topics/2017/03211408.html
睡眠病　https://www.forth.go.jp/moreinfo/topics/2017/02091028.html
リーシュマニア症　https://www.forth.go.jp/moreinfo/topics/2018/04131112.html
リンパ系フィラリア症　https://www.forth.go.jp/moreinfo/topics/2017/03231141.html
住血吸虫症　https://www.forth.go.jp/moreinfo/topics/2017/01241326.html

セルフ・チェック

A 次の文章で正しいものに〇，誤っているものに×をつけよ．

	〇	×
1. 蠕虫類とは，線虫類，吸虫類，条虫類，原虫類の総称である．	□	□
2. 旋尾線虫は線虫類である．	□	□
3. 肝蛭は吸虫類である．	□	□
4. ツツガムシは原虫類である．	□	□
5. 再興感染症とはこれまでに国内ではみられなかった感染症のことである．	□	□
6. 新興感染症の一つに，重症熱性血小板減少症候群（SFTS）がある．	□	□
7. 再興感染症の一つに，ツツガムシ病がある．	□	□
8. リンパ系フィラリア症の患者は5億人以上が予防的化学療法を必要としている．	□	□

B

1. 顧みられない熱帯病（NTD）はどれか．2つ選べ．
   - □ ① マラリア
   - □ ② エキノコックス症
   - □ ③ 結 核
   - □ ④ エイズ
   - □ ⑤ 住血吸虫症

A 1-×（原虫類は蠕虫類に含まれない），2-〇，3-〇，4-×（ツツガムシはダニの一種である），5-×（新興感染症のことである），6-〇，7-〇，8-×（62億人以上に予防的に治療薬を配布し，このうち3億5,100万人は化学療法が不要となった）

B 1-②と⑤（マラリア，エイズ，結核は3大感染症として知られている）

B　寄生虫の生活と疾患

①生活史とは，寄生虫の生活過程のこと．産出された虫卵や幼虫が発育して次の世代をつくり，再び虫卵や幼虫を産出するまでの一連の過程．

②人獣共通感染症は，ヒトとヒト以外の脊椎動物が共通して罹患する感染症．

1 感染経路

1．経口感染

虫卵や幼虫を食物，水，手指などを介して摂取することにより感染すること．

2．経皮感染

幼虫が直接または媒介昆虫の吸血などにより，経皮的に感染すること．虫卵による経皮感染はない．

3．経胎盤感染

トキソプラズマ（妊婦が初感染したときに胎児に移行して感染する）．

4．自家感染

終宿主のなかで，産出された虫卵や幼虫が成虫にまで発育すること．糞線虫，有鉤条虫，小形条虫など．

2 ヒトに感染する主な寄生虫の感染経路と感染型

1．蠕虫類

寄生虫	感染経路	感染型
回虫	経口感染	幼虫包蔵卵
アニサキス	経口感染	中間宿主内の幼虫
蟯虫	経口感染	幼虫包蔵卵
鞭虫	経口感染	幼虫包蔵卵
ズビニ鉤虫	経口感染が主（一部経皮感染）	感染型幼虫
アメリカ鉤虫	経皮感染が主（一部経口感染）	感染型幼虫
糸状虫	経皮感染	昆虫の刺咬により感染型幼虫が体内に入る
糞線虫	経皮感染	感染型幼虫
東洋毛様線虫	経口感染	感染型幼虫
旋毛虫	経口感染	被嚢幼虫
顎口虫	経口感染	中間宿主内の幼虫
広東住血線虫	経口感染	中間宿主内の幼虫
旋尾線虫	経口感染	中間宿主内の幼虫
住血吸虫（日本, Manson, Bilharz）	経皮感染	セルカリア
Westerman肺吸虫	経口感染	中間宿主内や待機宿主内のメタセルカリア
宮崎肺吸虫	経口感染	中間宿主内のメタセルカリア
横川吸虫	経口感染	中間宿主内のメタセルカリア
肝吸虫	経口感染	中間宿主内のメタセルカリア
肝蛭	経口感染	メタセルカリア（水草などにつく）
日本海裂頭条虫	経口感染	中間宿主内のプレロセルコイド
大複殖門条虫	経口感染	中間宿主内のプレロセルコイド
無鉤条虫, 有鉤条虫	経口感染	中間宿主内の嚢虫
多包条虫, 単包条虫	経口感染	虫卵
小形条虫	経口感染	虫卵もしくは中間宿主内の擬嚢尾虫
縮小条虫	経口感染	中間宿主内の擬嚢尾虫

2．原虫類

寄生虫	感染経路	感染型
赤痢アメーバ	経口感染	囊子
マラリア原虫	経皮感染	ハマダラカの刺咬
トキソプラズマ*	経口感染	オーシスト：ネコの糞便から 囊子：ブタなどの肉から
	経胎盤感染	栄養型虫体が胎盤を通じて胎児へ感染
Lambl鞭毛虫	経口感染	囊子
ガンビアトリパノソーマ	経皮感染	ツェツェバエの刺咬
クルーズトリパノソーマ	経皮感染	サシガメの糞が傷に入ることから感染
リーシュマニア	経皮感染	サシチョウバエの刺咬
膣トリコモナス	接触感染	栄養型虫体
ヒトクリプトスポリジウム	経口感染	オーシスト
戦争イソスポーラ	経口感染	オーシスト
サイクロスポーラ	接触感染	オーシスト

*急性トキソプラズマ症の動物の排泄物中に存在する栄養型虫体が傷から侵入することにより，経皮感染で感染することもある．

3 人獣共通感染症

人獣共通感染症にかかわる動物（主として終宿主）を以下に示す．
＊（ ）に記す動物は主なもので，これ以外の動物にも寄生していることがある．

1．線虫類

ブタ回虫（ブタ），イヌ回虫（イヌ），アニサキス（イルカ，クジラ），広東住血線虫（ネズミ），糞線虫（イヌ，サル），有棘顎口虫（イヌ），イヌ糸状虫（イヌ），旋毛虫（クマ，ブタ，ネズミ）．

2．吸虫類

肝吸虫（イヌ，ネコ，ネズミ），Westerman肺吸虫（イヌ，ネコ），宮崎肺吸虫（イタチ，イヌ，タヌキ），横川吸虫（イヌ，ネコ，ネズミ），肝蛭（ウシ，ヒツジ），日本住血吸虫（ウシ，イヌ，ネズミ）．

3．条虫類

日本海裂頭条虫（イヌ，クマ），クジラ複殖門条虫（クジラ），Manson裂頭条虫（イヌ，ネコ），単包条虫（イヌ，キツネ），多包条虫（キツネ，イヌ），小形条虫（ネズミ），縮小条虫（ネズミ）．

4．原虫類

赤痢アメーバ(イヌ，ネズミ，サル)，ローデシアトリパノソーマ(ウシ)，クルーズトリパノソーマ(イヌ，ネコ，アルマジロ)，リーシュマニア(イヌ，ネコ，げっ歯類)，トキソプラズマ(ネコが終宿主．ブタ，ヒツジは中間宿主としてヒトとかかわるので重要).

 # 幼虫移行症

ヒト以外を固有宿主とする寄生虫の幼虫がヒトに侵入した場合などに，成虫には発育できずに幼虫のまま体内を移行し，病害を引き起こすこと.

1．皮膚幼虫移行症
①幼虫がヒトの皮内，皮下を移行する.
②イヌ鉤虫症，顎口虫症，旋尾線虫症，イヌ糸状虫症，Manson孤虫症など.
③皮膚に赤い線状の皮膚炎が現れるものを皮膚爬行症という.
・皮膚爬行症を引き起こす寄生虫：旋尾線虫，剛棘顎口虫，ドロレス顎口虫，日本顎口虫.

2．内臓幼虫移行症
①幼虫が肝，肺，脳，眼，筋肉など深部の臓器や組織に移行する.
②ブタ回虫症，イヌ回虫症，ネコ回虫症，イヌ糸状虫症，アニサキス症，広東住血線虫症，宮崎肺吸虫症，包虫症など.
・イヌ糸状虫は皮膚・内臓ともに感染例が報告されている.

 # 日和見感染症

通常の免疫状態では特に問題とはならないが，免疫機能が低下したりすると重篤な症状となる(糞線虫，トキソプラズマなど).

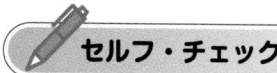

セルフ・チェック

A 次の文章で正しいものに○，誤っているものに×をつけよ．

	○	×
1. 経口感染とは寄生虫の虫卵や幼虫が食物，水，手指を介して感染することである．	□	□
2. トキソプラズマは経胎盤感染で感染することがある．	□	□
3. 糞線虫は自家感染を起こすことがある．	□	□
4. 小形条虫は自家感染を起こすことがある．	□	□
5. 無鉤条虫は自家感染を起こすことがある．	□	□
6. 赤痢アメーバは囊子の経口感染で感染する．	□	□
7. ヒトクリプトスポリジウムは囊子の経口感染で感染する．	□	□
8. Lambl鞭毛虫はオーシストの経口感染で感染する．	□	□
9. アニサキス症は人獣共通感染症である．	□	□
10. クジラ複殖門条虫（大複殖門条虫）症は人獣共通感染症である．	□	□
11. リーシュマニア類はヒトのみに感染する．	□	□
12. Manson孤虫症は皮膚幼虫移行症の一つである．	□	□
13. 広東住血線虫症は皮膚幼虫移行症の一つである．	□	□
14. 皮膚爬行症とは皮膚に腫瘤ができ，それが移動することをいう．	□	□
15. 糞線虫は日和見感染を起こす．	□	□
16. トキソプラズマは日和見感染を起こす．	□	□
17. 有棘顎口虫は皮膚幼虫移行症を起こす．	□	□
18. 有棘顎口虫は幼虫包蔵卵の経口摂取で感染する．	□	□
19. 旋尾線虫はホタルイカの生食などで感染する．	□	□
20. Westerman肺吸虫はメタセルカリアの経口摂取で感染する．	□	□
21. Lambl鞭毛虫はオーシストの経口摂取で感染する．	□	□

A 1-○，2-○，3-○，4-○，5-×（自家感染が起こるのは有鉤条虫），6-○，7-×（オーシストの経口感染），8-×（囊子の経口感染），9-○，10-○（クジラが終宿主），11-×（イヌ，ネコ，げっ歯類なども宿主），12-○，13-×（内臓幼虫移行症の一つ），14-×（皮膚爬行症は皮膚に赤い線状の皮膚炎ができること），15-○，16-○，17-○，18-×（被囊幼虫の経口摂取で感染），19-○，20-○，21-×（囊子の経口感染）

B

1．経皮感染するのはどれか．
　　□　① 回　虫
　　□　② 鞭　虫
　　□　③ 肝吸虫
　　□　④ 糞線虫
　　□　⑤ 日本海裂頭条虫

2．メタセルカリアの経口感染で**感染しない**のはどれか．
　　□　① 日本住血吸虫
　　□　② 横川吸虫
　　□　③ 肝吸虫
　　□　④ Westerman肺吸虫
　　□　⑤ 肝　蛭

3．プレロセルコイドの経口感染で感染するのはどれか．
　　□　① 無鉤条虫
　　□　② 有鉤条虫
　　□　③ 縮小条虫
　　□　④ 日本海裂頭条虫
　　□　⑤ 多包条虫

4．幼虫包蔵卵の経口摂取で感染するのはどれか．
　　□　① 糞線虫
　　□　② 鉤　虫
　　□　③ 蟯　虫
　　□　④ 東洋毛様線虫
　　□　⑤ 旋毛虫

B　1-④（④以外はすべて経口感染），2-①（セルカリアの経皮感染で感染する），3-④（①，②中間宿主内の囊虫の経口感染，③中間宿主内の擬囊尾虫の経口感染，⑤虫卵の経口感染），4-③（①感染型幼虫の経皮感染，②感染型幼虫の経皮もしくは経口感染，④感染型幼虫の経口感染，⑤被囊幼虫の経口感染）

5．人獣共通感染症でないのはどれか．
- □ ① アニサキス症
- □ ② 日本住血吸虫症
- □ ③ 赤痢アメーバ症
- □ ④ 三日熱マラリア
- □ ⑤ トキソプラズマ症

6．幼虫移行症はどれか．2つ選べ．
- □ ① 顎口虫症
- □ ② 横川吸虫症
- □ ③ ズビニ鉤虫症
- □ ④ Manson孤虫症
- □ ⑤ 東洋毛様線虫症

B 5-④（サルマラリアなどの例外はあるが，熱帯熱マラリア，三日熱マラリア，四日熱マラリア，卵形マラリアはヒトのみが中間宿主である），6-①と④（③ズビニ鉤虫は幼虫が体内を移行することもあるが一過性のもので，成虫は小腸上部に寄生する）

C 寄生虫の生殖と発育

:::: 学習の目標 ::::
□ 無性生殖と有性生殖　　　　□ 終宿主と中間宿主
::::::::::::::::::::::

生殖方法

1. 無性生殖

　原虫類は，ほとんどが無性生殖で増殖するが，マラリアやトキソプラズマなどは一部有性生殖も行う.
　　①二分裂：赤痢アメーバのように，1つの栄養型虫体がほぼ同じ形の2つの虫体に分裂する.
　　②多数分裂：マラリア原虫のように，1つの栄養型虫体から多数の虫体に分裂する.

2. 有性生殖

　線虫類，吸虫類，条虫類はすべて有性生殖を行う. 線虫類のなかで，糞線虫は一部単為生殖を行う.
　　①両性生殖：雌雄の細胞が合体して次の世代をつくる.
　　②単為生殖：雌成虫が雄成虫なしで，単独で虫卵や幼虫を産出する（糞線虫）.

宿主

1. 終宿主と中間宿主

　　①寄生虫によっては，発育の途中で宿主を変えるものがいる.
　　②幼虫が寄生する宿主を中間宿主という. 中間宿主の体内では成虫になれない.
　　③生活史の終わりの宿主が終宿主である. 終宿主の体内で寄生虫は次の世代を産生することができる.

覚えておくべき中間宿主

寄生虫	中間宿主	終宿主
広東住血線虫	アフリカマイマイ, ナメクジ	ネズミ
バンクロフト糸状虫	ネッタイイエカ, アカイエカ	ヒト
マレー糸状虫	ヌマカ属の蚊	ヒト, サル, ネコ, ネズミなど
回旋糸状虫	ブユ	ヒト
旋尾線虫	ホタルイカ	クジラ
日本住血吸虫	ミヤイリガイ	ヒト, イヌなど
無鉤条虫	ウシ	ヒト
有鉤条虫	ブタ (ヒトも可)	ヒト
単包条虫	ヒツジ, ウシ, ブタ, ヒト	キツネ, イヌ
多包条虫	ネズミ, ヒト	キツネ, イヌ
トキソプラズマ	ネズミ, ブタ, ヒツジ, ヒト	ネコ
ガンビアトリパノソーマ	ツェツェバエ	ヒト (その他動物)
クルーズトリパノソーマ	サシガメ	ヒト (その他動物)
リーシュマニア	サシチョウバエ	ヒト (その他動物)

覚えておくべき中間宿主 (第一中間宿主, 第二中間宿主があるもの)

寄生虫	第一中間宿主	第二中間宿主	終宿主
アニサキス	オキアミ	サバ, スルメイカ	イルカ, クジラ
有棘顎口虫	ケンミジンコ	ライギョ, ドジョウ	イヌ, ネコ
肝吸虫	マメタニシ	モツゴ, コイなど	ヒト, イヌ, ネコ
横川吸虫	カワニナ	アユ, シラウオなど	ヒト, イヌ, ネコ
Westerman肺吸虫	カワニナ	モクズガニ, サワガニ (待機宿主：イノシシ)	ヒト, イヌ
宮崎肺吸虫	ホラアナミジンニナ	サワガニ	イタチ, イノシシ, ヒト
肝蛭	ヒメモノアラガイ	ない (水草や牧草についたメタセルカリアを経口摂取)	ウシ, ヒト
日本海裂頭条虫	ケンミジンコ	サクラマス, カラフトマス	ヒト, クマ, イヌ

2．宿主特異性

　ある寄生虫はある限られた宿主のみに寄生することがある．この場合を宿主特異性という．

3．組織・臓器特異性

　寄生する場合に，ある特定の組織や臓器に寄生することをいう．

4．固有宿主と非固有宿主

　①固有宿主：ある寄生虫がその宿主の体内で成虫まで発育して，次の世代を産生できる宿主．

　②非固有宿主：ある寄生虫がその宿主に侵入することはできても，増殖できないか，成虫まで発育できない宿主．

5．待機宿主（延長中間宿主）

　幼虫がこの宿主に寄生することは必ずしも必要でないが，食物連鎖のなかで感染する中間宿主のこと．終宿主がこの待機宿主内の幼虫を摂取すると感染の原因となる．

ドラマと「寄生虫」

医療ドラマで原因不明の疾患の患者がいた場合，寄生虫に感染していたという話が時々ある．てんかん様発作（痙攣，意識消失，手の震えなど）を起こした患者に脳腫瘍や脳梗塞などを疑いいろいろな検査を行うが，原因がはっきりせず，発作が出ていないときは通常通りの生活を送っている．だんだんと症状が進み，失明や麻痺，運動障害などさらに多くの症状が出現しはじめて，多くの医師がさじを投げかけたときに，ある一人の医師が患者への問診や簡単な画像検査で正解にたどりつくというパターンである．

ちなみに上記の症状があったとき，もし患者が海外で豚肉を生に近い状態でよく食べていた，という情報があったら，最も考えられる寄生虫は何？（ヒント：幼虫が脳内寄生したときに上記の発作が起こる可能性がある．中間宿主がブタで，ブタの筋肉内に嚢虫ができる寄生虫．）

こたえ：寄生虫名としては有鉤条虫，疾患名としては有鉤嚢虫症

セルフ・チェック

A 次の文章で正しいものに○，誤っているものに×をつけよ．

○ ×

生殖方法

1. 原虫類の無性生殖方法は二分裂のみである． ☐ ☐
2. マラリア原虫はハマダラカの体内で有性生殖を行う． ☐ ☐
3. 糞線虫の雌の成虫はヒトの体内では単為生殖で産卵する． ☐ ☐
4. 待機宿主内の幼虫が待機宿主ごと終宿主に摂取されると，感染が成立する． ☐ ☐

線虫類

5. イヌ回虫はヒトの体内で成虫になることができる． ☐ ☐
6. 蟯虫はヒト以外の動物の体内で成虫になることができる． ☐ ☐
7. 糞線虫はイヌやサルなどの体内で成虫になることができる． ☐ ☐
8. ヒトは旋毛虫の中間宿主の一つである． ☐ ☐
9. ヒトは旋毛虫の終宿主の一つである． ☐ ☐
10. 広東住血線虫の終宿主はナメクジである． ☐ ☐
11. マレー糸状虫の終宿主はヒトのみである． ☐ ☐
12. 回旋糸状虫の終宿主はヒトのみである． ☐ ☐
13. イヌ糸状虫はイヌの寄生虫なので，ヒトに害を及ぼすことはない． ☐ ☐
14. アニサキスはヒトの腸管では成虫にならない． ☐ ☐
15. 旋尾線虫の終宿主はホタルイカである． ☐ ☐

A 1-×（無性生殖には二分裂以外に多数分裂もある），2-○（ハマダラカの中腸内で受精する．ヒトの体内にみられる雄性生殖母体や雌性生殖母体は未成熟のため，接合しない），3-○，4-○，5-×（幼虫のままである），6-×（蟯虫の固有宿主はヒト），7-○，8-○，9-○（旋毛虫は中間宿主が同時に終宿主となる），10-×（終宿主はネズミ），11-×（サル，ネコ，ネズミ類にも寄生する），12-○，13-×（成虫まで発育することはまれであるが，幼虫がヒトの肺や皮下に寄生し，病害を及ぼすことがある），14-○，15-×（ホタルイカは中間宿主．終宿主はクジラ）

吸虫類

16. 横川吸虫の終宿主はヒト以外に，イヌ，ネコなどもなり
うる． ☐ ☐
17. 肝吸虫の終宿主はヒトのみである． ☐ ☐
18. 肝蛭の終宿主はウシである． ☐ ☐
19. Westerman肺吸虫の終宿主はイノシシである． ☐ ☐
20. 宮崎肺吸虫の終宿主はヒトのみである． ☐ ☐
21. 日本住血吸虫の終宿主はヒトのみである． ☐ ☐

条虫類

22. 日本海裂頭条虫の中間宿主の一つにサクラマスがある． ☐ ☐
23. クジラ複殖門条虫（大複殖門条虫）の終宿主はクジラであ
る． ☐ ☐
24. Manson裂頭条虫の終宿主はヒトである． ☐ ☐
25. 無鉤条虫の終宿主はヒトである． ☐ ☐
26. ヒトは有鉤条虫の終宿主であるとともに中間宿主でもあ
る． ☐ ☐
27. 小形条虫はネズミ類に寄生する条虫であるが，ヒトの腸
管でも成虫となることができる． ☐ ☐
28. ヒトが縮小条虫の虫卵を経口摂取すると，腸管内で成虫
まで発育する． ☐ ☐
29. ヒトは多包条虫の終宿主の一つである． ☐ ☐
30. ヒトは単包条虫の中間宿主の一つである． ☐ ☐

原虫類

31. トキソプラズマの中間宿主はネコである． ☐ ☐

A 16-○，17-×（ヒト以外にイヌ，ネコなども終宿主である），18-○（ウシ以外にヒトやヤギなども終宿主である），19-×（イノシシは待機宿主である），20-×（ヒトでも成虫になるが，本来の終宿主はイタチ，イノシシなどの動物である），21-×（ヒト以外にウシなどの多くの動物が終宿主となる），22-○，23-○，24-×（イヌ，ネコが終宿主），25-○，26-○，27-○，28-×（中間宿主内の擬嚢尾虫を経口摂取することにより成虫まで発育する），29-×（ヒトは中間宿主である），30-○，31-×（ネコは終宿主）

B

1．寄生虫と宿主の組合せで正しいのはどれか．
- ☐ ① 鉤　虫 ————————— アフリカマイマイ
- ☐ ② 顎口虫 ————————— ミヤイリガイ
- ☐ ③ 多包条虫 ——————— エゾヤチネズミ
- ☐ ④ 横川吸虫 ——————— マメタニシ
- ☐ ⑤ Manson裂頭条虫 —— サクラマス

2．寄生虫が人体へ感染する場合の形態が**誤っている**のはどれか．
- ☐ ① 日本住血吸虫 —— セルカリア
- ☐ ② 糞線虫 ———————— 幼虫包蔵卵
- ☐ ③ ズビニ鉤虫 ——— フィラリア型（F型）幼虫
- ☐ ④ 宮崎肺吸虫 ——— メタセルカリア
- ☐ ⑤ 有鉤条虫 ———— 六鉤幼虫包蔵卵

B 1-③（①アフリカマイマイは広東住血線虫の中間宿主，②ミヤイリガイは日本住血吸虫の中間宿主，④マメタニシは肝吸虫の中間宿主，⑤サクラマスは日本海裂頭条虫の中間宿主），2-②（糞線虫はフィラリア型（F型）幼虫の経皮感染によって感染する）

D 線虫類

学習の目標

- □ 一般的形態（おもに虫卵）
- □ 生活史と感染経路
- □ 自家感染
- □ 成虫の寄生部位と症状
- □ 幼虫移行症
- □ 糞線虫フィラリア型（F型）幼虫の形態的特徴
- □ ミクロフィラリアの形態
- □ 症状と検査法

線虫類の形態的特徴

①細長い円筒形または線状形.
②雌雄異体.

回虫

1. 受精卵の特徴

①短楕円形.
②大きさは長径が約50 μm.
③卵殻は厚い.
④金平糖状の蛋白膜に包まれる.
⑤卵内容は単細胞期.
⑥色は黄褐色.
⑦三日月状の間隙.
⑧卵蓋，栓などの構造物はない.

> 線虫類の虫卵については
> 2章「B-1 虫卵の特徴」も参照

2. 不受精卵の特徴

①受精卵より細長く，不整形.
②卵殻は薄い.
③変性顆粒.

3. 一般的な特徴

①雌雄異体である.
②雄は尾の端が腹側に少し曲がる（釣り針状）. 交接刺がある.
③雌は1日に約20万個の虫卵を産卵する.
④幼虫包蔵卵を経口摂取することによって感染が成立する（経口感

染).

⑤幼虫包蔵卵になるのは産卵後10日〜2週間, 適度な温度と湿度の条件が必要である.

⑥体内での生活史：胃→小腸→門脈→肝臓→心臓→肺→気管→小腸.

⑦迷入が起こりやすい（胃, 胆管, 膵管, 虫垂）.

⑧レフレル症候群：好酸球増多を伴う肺浸潤影を呈する疾患で, 一過性の症状.

⑨宿主特異性が高い：ブタ回虫, イヌ回虫, ネコ回虫などは, 本来の宿主以外では幼虫のままで体内を移行する（幼虫移行症）.

・ヒト回虫以外の回虫が人体に侵入すると好酸球の増加がみられる.

4. 検査法

糞便直接塗抹法, MGL法.

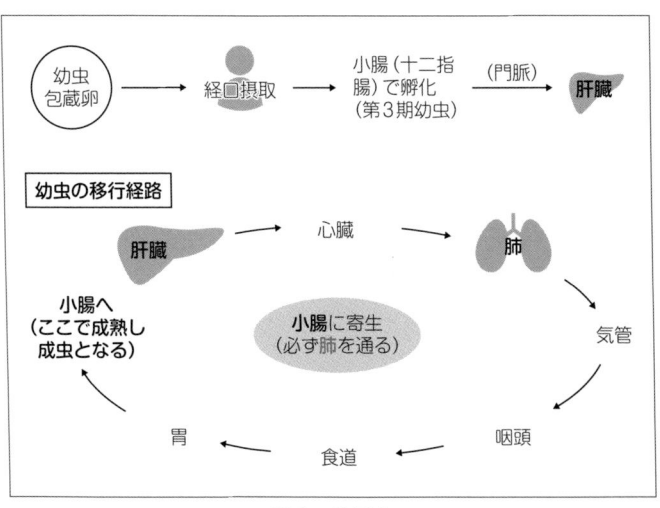

回虫の生活史

🔘 アニサキス

①経口感染：中間宿主のサバやイカなどの生食により，寄生している第3期幼虫を経口摂取することによって感染．

②終宿主：クジラ，イルカ．

・ヒトの体内では成虫にならず，虫卵を産まない．

③検査法：問診，病理組織標本，内視鏡（治療でもある），免疫学的検査など．

④胃アニサキス症と腸アニサキス症：ともに劇症型と緩和型がある．緩和型は症状が軽微で気がつかないことが多い．

🔘 蟯虫

1．虫卵の特徴

①回虫受精卵より一回り小さい．

②柿の種状．

③卵内容は2つに折れ曲がった幼虫（幼虫包蔵卵）．

④無色．

2．一般的な特徴

①幼虫包蔵卵を経口摂取することによって感染する（経口感染）．

②成虫は頭部に頭翼（または側翼）とよばれる膨大部があるのが特徴．

③産卵後，約6時間で幼虫包蔵卵となる．

④成虫は盲腸部に寄生．

⑤雌雄異体．

3．検査法

①肛囲検査法（セロファンテープ法）．

②1日の検査では虫卵がみつからない場合があるので，連続して複数日検査する．

🔘 鞭虫

1．虫卵の特徴

①岐阜ちょうちん形（両端に栓がある）．

②卵殻は厚い．

③黄褐色．

④卵内容は単細胞期．

鉤虫

1．虫卵の特徴
①楕円形.
②卵殻は薄い.
③無色.
④卵内容は4細胞期.
⑤ズビニ鉤虫とアメリカ鉤虫は卵の形状では区別がつかない.

2．一般的な特徴
①生活史：外界（1〜2日で孵化＝ラブジチス型幼虫→1週間後に
　フィラリア型幼虫まで発育する）.
②感染経路：
・フィラリア型幼虫による経皮および経口感染.
・ズビニ鉤虫は経口感染が主体（若菜病）. アメリカ鉤虫は経皮感
　染が主体（肥かぶれ）.
③体内での生活史：
・経口感染：胃→小腸粘膜（第4期幼虫）→腸内で成虫.
・経皮感染：皮下から血管内→肺→気管→咽頭→食道→胃→小腸.
④待機宿主：ズビニ鉤虫の幼虫を摂取したニワトリ，ウシなど.
⑤貧血：ズビニ鉤虫に感染した場合のほうがアメリカ鉤虫より貧血
　の度合いが強い.
⑥形態（成虫）：ズビニ鉤虫は頭部に歯牙をもつ. アメリカ鉤虫は
　歯板をもつ.

3．検査法
①虫卵でズビニ鉤虫，アメリカ鉤虫の区別はできない.
②飽和食塩水浮遊法〔飽和食塩水の比重1.200：鉤虫卵比重1.04〜
　1.15（その他東洋毛様線虫卵などにも適用）〕.
③幼虫の鑑別には濾紙培養法，寒天平板培養法（いずれもフィラリ
　ア型幼虫まで発育させて判断）.
④東洋毛様線虫卵との鑑別が必要.

糸状虫

1．バンクロフト糸状虫
①成虫はリンパ系に寄生する.
②ミクロフィラリアが末梢血中にみられる（夜間定期出現性）. こ

の幼虫には薄い鞘がみられる.

③昆虫によって媒介される（経皮感染）.

④ネッタイイエカ，アカイエカによって媒介される.

⑤臨床症状：急性期は熱発作「クサフルイ」．慢性期は陰嚢水腫，乳び尿，象皮病.

2．マレー糸状虫

①成虫はリンパ系に寄生する．ミクロフィラリアが血液で検出される．ミクロフィラリアは鞘をもつ.

②ヌマカ属の蚊によって媒介される（経皮感染）.

③夜間定期出現性を示すが，そうでないものもある.

④象皮病が主で，乳び尿・陰嚢水腫などの病変はあまりみられない.

3．回旋糸状虫（オンコセルカ）

①成虫は皮下に寄生する（皮下腫瘤，脱色素斑）．眼にミクロフィラリアが侵入すると失明することもある〔オンコセルカ症（河川盲目症）〕.

②ミクロフィラリアは末梢血中には出現しない．皮下で検出される.

③ブユが媒介する（経皮感染）.

4．イヌ糸状虫

①トウゴウヤブカ，ヒトスジシマカによって媒介される.

②ヒトでは肺寄生が多い：胸部Ｘ線にて coin lesion（銭形陰影）が認められる.

 東洋眼虫

東洋という名前がついているように，インドや東南アジア，中国，日本などに分布する寄生虫で，メマトイという小さな昆虫が媒介する.

成虫はイヌの目に寄生し，涙の中に幼虫を産出する．メマトイが涙をなめることで幼虫を取り込み，幼虫はメマトイのなかで感染型幼虫まで発育し，他の動物の目をなめるときにそこに感染する．ヒトの目に寄生した症例も多く報告されている.

糞線虫

①虫卵は通常，検査対象とする糞便にはみられない（産卵後5〜6時間で腸内において幼虫になるため）．

②糞便には幼虫が排出される．

③成虫は小腸上部の粘膜内に寄生する．

④生活史：2つの経路がある．

a. 自由世代：
- 直接発育：外界に出たラブジチス型（R型）幼虫が約1日でフィラリア型（F型）幼虫＝感染型幼虫となる．このフィラリア型幼虫が経皮感染する．
- 間接発育：外界に出たラブジチス型幼虫が雌雄の成虫（自由世代成虫）となる→産卵→ラブジチス型幼虫が生まれる→この後，フィラリア型幼虫になるものと自由世代成虫となるものにわかれる．

b. 寄生世代：雌しか生まれない．
- 小腸上部の粘膜内で，虫卵→ラブジチス型幼虫→フィラリア型幼虫→成虫（雌のみ），を繰り返す．

⑤感染経路：経皮感染と自家感染がある．

a. 経皮感染：外界のフィラリア型幼虫による．

b. 自家感染：寄生世代による．
- 自家感染ルート：腸壁→肺→気管→咽頭→食道→胃→小腸．これら臓器のいずれからもフィラリア型幼虫が検出される．

⑥フィラリア型幼虫の特徴：尾端が逆V字型に切れ込んでいる．

⑦日和見感染を起こす：播種性糞線虫症（幼虫が全身の組織にばらまかれる．喀痰や尿からもフィラリア型幼虫が検出される）．

⑧糞線虫のラブジチス型幼虫は，鉤虫，東洋毛様線虫などのラブジチス型幼虫と区別することがむずかしいので，フィラリア型幼虫まで培養して同定を行う（濾紙培養法，寒天平板培養法）．

⑨成人T細胞白血病抗体陽性者の保虫率が高い．

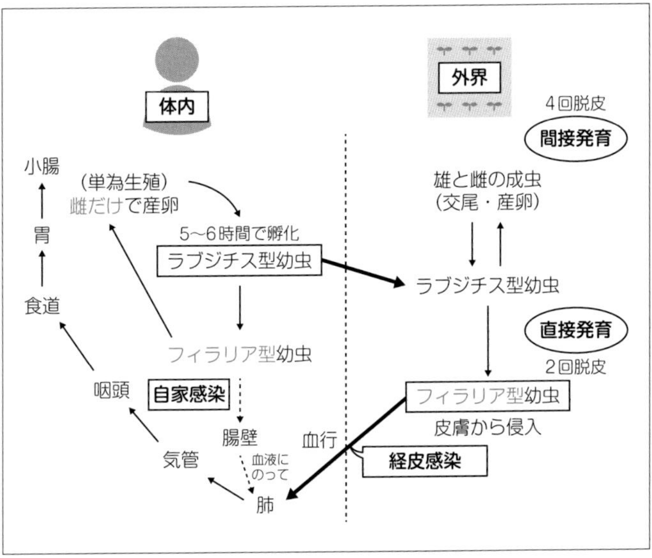

体内　外界

小腸

（単為生殖）
雌だけで産卵

4回脱皮

間接発育

胃

雄と雌の成虫
（交尾・産卵）

5〜6時間で孵化

食道

ラブジチス型幼虫　→　ラブジチス型幼虫

直接発育

フィラリア型幼虫

2回脱皮

咽頭　自家感染

フィラリア型幼虫
皮膚から侵入

経皮感染

腸壁　血行

気管　血液にのって

肺

糞線虫の生活史

糞線虫の日和見感染

糞線虫は熱帯から温帯にかけて広く分布する寄生虫で，日本では九州南部，沖縄で散発してみられる．

通常の症状は反復する下痢だが，感染しても発症しないで日常生活を送っている人もみられる．このような人が抗がん剤やステロイド薬の服用によって免疫機能が低下すると，糞線虫が体内で増加して日和見感染が起こることがある．その時に，糞線虫の体内移動により虫体についている細菌が血中や組織に入り込み，合併症として髄膜炎，肺炎，敗血症などが起こり，重篤となる場合がある（播種性糞線虫症）．

治療薬としてイベルメクチン（ノーベル医学・生理学賞を受賞した大村智博士が発見したオンコセルカ症に有効な薬剤）が副作用も少なく，治療に高い効果があることがわかり，2002年に薬価基準に収載され，販売が認められた．ちなみにイベルメクチンは，2006年に疥癬の治療薬としても認められている．

🔵 東洋毛様線虫

①糞便内の虫卵を検出する.

②鉤虫卵と似ているが，長楕円形で一端がやや尖る（砲弾形）.

③卵内容は16〜32細胞期に卵割が進んでいる.

🔵 旋毛虫

1．一般的な特徴

①他の寄生虫と異なり，卵胎生（雌成虫の体内で卵が孵化し，幼虫が生まれる）.虫卵は糞便中には検出されない.

②生活史：動物の小腸（成虫）→横紋筋（被囊幼虫）→他の動物に食べられる→その動物の小腸.

・ヒトは中間宿主でもあり，終宿主でもある.

③感染経路：

・自然界ではネズミの共食いによって循環している.

・ヒトへの感染は被囊幼虫をもったブタ肉の摂取（日本ではクマ肉の摂取）.

2．検査法

①免疫学的検査：ラテックス凝集法，オクタロニー法，ELISA法など.

②筋肉の生検：横紋筋圧平標本での観察.

③食歴の確認：欧米では加熱不十分の自家製ブタ肉のソーセージ，日本ではクマ肉の摂取が原因となることが多い.

3．症状（感染後）

①約1週間：成虫の寄生による下痢，腹痛など.

②1〜2カ月：幼虫が移行しはじめることによる発熱，浮腫，各所での筋肉の痛みなどが現れる.好酸球の増加が著しくなる.

③6カ月以降：幼虫が横紋筋内で被囊する.軽症は回復するが重症になると死亡率が高い.

🔵 顎口虫

①ヒトは中間宿主：本来の宿主はイヌ，ネコ，イノシシ，ブタなど.

②経口感染：中間宿主のなかで待機している被囊幼虫を摂取すると感染する.

③ヒトの体内ではめったに成虫にならない.

④ヒト糞便中から虫卵は検出されない.

	第1中間宿主	第2中間宿主	終宿主 (固有宿主)
有棘顎口虫	ケンミジンコ	ライギョ, ドジョウ, カエル 待機宿主：鳥類など	イヌ, ネコ
剛棘顎口虫	ケンミジンコ	ドジョウ (輸入), カエル	ブタ, イノシシ

⑤有棘顎口虫：遊走性の限局性皮膚腫脹が特徴である.

・Manson 孤虫症, 肺吸虫の皮下寄生も同様に皮膚腫脹をつくる.

⑥剛棘顎口虫, ドロレス顎口虫, 日本顎口虫：皮膚爬行症が特徴である.

⑦免疫学的診断を用いる.

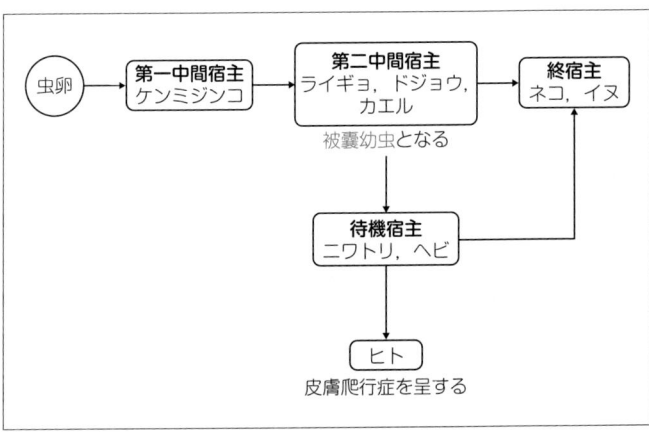

顎口虫の生活史 (有棘顎口虫の例)

広東住血線虫

①ネズミ類の寄生虫である（肺動脈内に寄生）.

②ネズミの糞の中に幼虫が出現→アフリカマイマイ, ナメクジに取り込まれる→ネズミがそれを食べる.

③ヒトへの感染は, 中間宿主（アフリカマイマイ, ナメクジ）および待機宿主（カエル, エビ）の生食による.

④ナメクジのつきやすい生野菜のサラダも注意.

⑤ヒトの体内ではくも膜下での幼虫発育で止まり, 脳, くも膜下腔, 脊髄などに寄生する.

⑥好酸球性脳脊髄膜炎を引き起こす.

⑦脳脊髄液の沈渣に幼虫が存在するが検出は困難. 免疫学的検査法を用いることが多い.

旋尾線虫

①顎口虫以外の幼虫による皮膚爬行症が多く報告されるようになり, ヒトから検出された旋尾線虫の幼虫を旋尾線虫 type X とよんでいる.

②近年, 旋尾線虫 type X が, クジラの腎臓に寄生する寄生虫の幼虫であるという報告があった.

③ホタルイカの生食で発症することが多いので, ホタルイカが中間宿主と考えられる.

④ヒト体内では幼虫のみ.

メジナ虫

①アフリカ砂漠地帯に分布していたが, メジナ虫症はほぼ終息した.

②感染型幼虫を取り込んだミジンコ類が含まれた水を飲んで感染する.

③成虫の寄生部位はヒトの皮下である.

④ヒトの体内で成虫となり, 皮下に潰瘍をつくる（多くの場合下肢）. ヒトがその潰瘍を水に浸した際に, 雌成虫がいっせいに幼虫を水中に放出する. その幼虫がミジンコ類に侵入して次の感染を起こす.

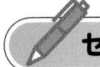 **セルフ・チェック**

A 次の文章で正しいものに〇，誤っているものに×をつけよ．

〇　　✕

回虫・アニサキス

1. 患者から得られた新鮮な糞便中の虫卵の経口摂取で回虫
   症に感染するおそれがある．　　□　□
2. 回虫卵の検出には直接塗抹法が適している．　　□　□
3. 回虫卵の検出にはMGL法が適している．　　□　□
4. 回虫受精卵には卵蓋がある．　　□　□
5. 回虫受精卵には栓がある．　　□　□
6. 回虫は経皮感染で感染する．　　□　□
7. 回虫幼虫は肺に移行して肺炎を起こす．　　□　□
8. 回虫受精卵の内容は単細胞である．　　□　□
9. 成虫は小腸に寄生する．　　□　□
10. 幼虫は体内を移行する．　　□　□
11. アニサキスの感染は虫卵を経口摂取することによって起
    こる．　　□　□

蟯虫

12. 蟯虫はおもに肺に寄生する．　　□　□
13. 蟯虫症は単細胞期卵によって感染する．　　□　□
14. 蟯虫症は経皮感染によって起こる．　　□　□

鉤虫

15. 鉤虫の卵殻は薄い．　　□　□

A 1-×（新鮮な糞便からの虫卵ではなく，産卵後10日〜2週間経過し内部に
幼虫が発育した幼虫包蔵卵に感染力がある），2-〇，3-〇，4-×（卵蓋を有する
のは住血吸虫を除く吸虫卵，擬葉目条虫卵），5-×（栓を有するのは鞭虫卵），
6-×（経口感染），7-〇，8-〇，9-〇，10-〇，11-×（幼虫が寄生するサバ，
イカなどの生食で感染する），12-×（成虫は盲腸部に寄生），13-×（産卵後6時
間程度で幼虫包蔵卵まで発育．これを経口摂取することで感染する），14-×
（経口感染），15-〇

16. 鉤虫卵の内容は4細胞期である. ☐ ☐
17. ズビニ鉤虫卵とアメリカ鉤虫卵は形態で鑑別可能である. ☐ ☐
18. ズビニ鉤虫は歯板, アメリカ鉤虫は歯牙をもつ. ☐ ☐

糸状虫

19. バンクロフト糸状虫は主として大腸に寄生する. ☐ ☐
20. バンクロフト糸状虫を媒介するのはアカイエカである. ☐ ☐
21. バンクロフト糸状虫は虫卵を経口摂取して感染する. ☐ ☐
22. 回旋糸状虫のミクロフィラリアは末梢血中に出現する. ☐ ☐
23. バンクロフト糸状虫のミクロフィラリアは夜間(22時〜1時)に末梢血に出現しやすいので, この時間に採血を行う. ☐ ☐
24. バンクロフト糸状虫は糞便を用いて検査を行う. ☐ ☐
25. 回旋糸状虫の媒介昆虫はブユである. ☐ ☐

糞線虫

26. 糞線虫は自家感染を起こす. ☐ ☐
27. 糞線虫は経皮感染する. ☐ ☐
28. 糞線虫は日和見感染を起こす. ☐ ☐
29. 糞線虫の鑑別は一般的に虫卵によって行う. ☐ ☐
30. 糞線虫は喀痰から検出できる. ☐ ☐
31. 糞線虫は尿からも検出される. ☐ ☐
32. 糞線虫はフィラリア型幼虫で感染する. ☐ ☐

A 16-○, 17-×(虫卵の形態では区別できない), 18-×(ズビニ鉤虫の成虫頭部にあるのは歯牙, アメリカ鉤虫の成虫頭部にあるのは歯板), 19-×(成虫はリンパ系(鼠径部, 腋窩部, 精索などが多い)に寄生する), 20-○, 21-×(蚊の中腸内で発育した第3期幼虫が吸血する際に侵入), 22-×(皮下組織(腫瘤付近)に出現), 23-○, 24-×(糞便内に虫卵は出現しない. 血液を検体とする), 25-○, 26-○, 27-○, 28-○(保虫者の免疫機能が低下すると播種性糞線虫症を起こす), 29-×(虫卵は糞便にはみられない. 糞便や十二指腸液中からラブジチス型幼虫が検出されれば糞線虫の可能性が高いが, フィラリア型幼虫まで培養し, 他の寄生虫幼虫と鑑別する必要がある), 30-○, 31-○(播種性糞線虫症では幼虫が血流にのって全身から検出される), 32-○

旋毛虫

33. 旋毛虫の虫卵はヒトの糞便から検出される.　　　　　□　□

顎口虫

34. 顎口虫は幼虫包蔵卵の経口感染によって感染する.　　□　□
35. 顎口虫の検査材料として糞便が用いられる.　　　　　□　□
36. 有棘顎口虫の感染はヘビ, ライギョなどの生食による.　□　□
37. 剛棘顎口虫の感染はドジョウの生食による.　　　　　□　□

B

1. 旋毛虫について正しいのはどれか. 2つ選べ.
　　□　① ヒトは終宿主から排出される糞便内幼虫を経口的に取り
　　　　　入れて感染する.
　　□　② ヒトが幼虫を摂食すると, 幼虫はそのまま筋肉内に移行
　　　　　し, そこで被囊する.
　　□　③ 欧米ではブタソーセージからの感染例がある.
　　□　④ ヒトは横紋筋中で幼虫が被囊することによって, 筋肉痛
　　　　　や発熱などの症状が現れる.
　　□　⑤ わが国ではヒトの旋毛虫症は報告がない.

A 33-×(卵胎生のため糞便内に虫卵は出現しない), 34-×(中間宿主内の被囊幼虫の経口摂取で感染), 35-×(ヒトの糞便中に虫卵は出現しない), 36-○(ヘビは待機宿主である), 37-○
B 1-③と④(①旋毛虫は感染力のある被囊幼虫の経口摂取で感染する, ②幼虫を経口摂取すると小腸で成虫になる. その後, 小腸内で幼虫を産出し, 幼虫は同じ宿主の筋肉内へ移行する)

2．糸状虫および糸状虫症について正しいのはどれか．
- □ ① バンクロフト糸状虫のミクロフィラリアには鞘があるが，マレー糸状虫にはない．
- □ ② マレー糸状虫症は採血を昼間行い，ミクロフィラリアを検出して診断する．
- □ ③ イヌ糸状虫は人体に感染するが，ヒトではイヌとは異なり肺や皮下に寄生し，肺がんや乳がんと間違われる．
- □ ④ 回旋糸状虫症の診断は夜間に採取した末梢血を用いて検査を行い，ミクロフィラリアを検出する．
- □ ⑤ バンクロフト糸状虫およびマレー糸状虫の中間宿主はアカイエカである．

3．アニサキスについて正しいのはどれか．2つ選べ．
- □ ① 成虫は魚類に寄生する．
- □ ② ヒトは水中に浮遊する虫卵を経口摂取して感染する．
- □ ③ 人体への感染で問題となるのは第3期幼虫である．
- □ ④ 人体内で幼虫は成虫にはならない．
- □ ⑤ アニサキス症の診断は糞便内の虫卵を検出して行う．

4．広東住血線虫について誤っているのはどれか．
- □ ① 固有宿主はネズミである．
- □ ② ヒトは中間宿主の陸産軟体動物（ナメクジなど）を食べて感染する．
- □ ③ 診断は髄液を採取し，その中の第3期幼虫を検出する．
- □ ④ 血液中の好酸球が著増する．
- □ ⑤ ヒトでは髄液中に寄生し，髄膜炎様の症状をもたらす．

B 2-③（①両者とも鞘をもつ．2章のCも参照，②夜間採血する，④回旋糸状虫のミクロフィラリアは末梢血中に出現せず皮下でみつかる，⑤マレー糸状虫の媒介昆虫（中間宿主）はヌマカ属の蚊である），3-②と④（①成虫が寄生するのは海生哺乳類である（クジラ，イルカなど），②ヒトへの感染は第3期幼虫が寄生する魚類を生食した場合である，⑤ヒトでは成虫にならないので，虫卵は検出されない），4-③（髄液中に幼虫は存在するが検出はむずかしい．脳脊髄液の好酸球増多や免疫学的方法が有用である）

E　吸虫類

 吸虫類の形態的特徴

①体は扁平もしくは木の葉状（例外：住血吸虫類）.

②雌雄同体（例外：住血吸虫類）.

③生活史に中間宿主を1つ，もしくは2つ必要とする.

④固有宿主内では有性生殖，中間宿主内では無性生殖で増える.

⑤メタセルカリアの経口感染（例外：住血吸虫類はセルカリアの経皮感染）.

1．吸虫類の生活史（住血吸虫類は除く）

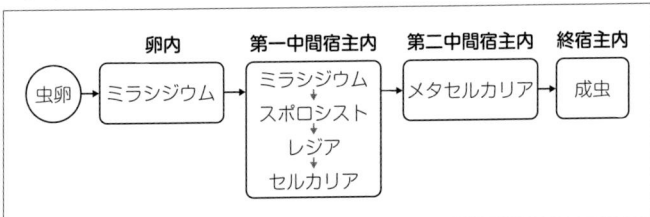

2．住血吸虫類の特徴

①虫卵に卵蓋がない（他の吸虫類の虫卵には卵蓋がある）.

②虫卵に棘がある.

③中間宿主は1つのみ.

④雌雄異体である（他の吸虫類は同一個体内に雌雄の生殖器がある）.

⑤セルカリアの経皮感染で感染する.

吸虫類の虫卵については2章「B-1 虫卵の特徴」も参照

日本住血吸虫

1．虫卵の特徴
①卵内容はミラシジウム．
②卵殻の側面に小突起．
③大きさは70〜100μm（回虫受精卵よりやや大きい）．

2．一般的な特徴
①中間宿主は1つでミヤイリガイ．水中にセルカリアが遊出し経皮感染する．
②産卵場所の近くである大腸壁のほかに，血流にのって虫卵が肝臓，肺，脳に運ばれ，虫卵結節をつくる．
③成虫寄生部位は門脈系の腸間膜静脈．
④急性期は発熱，粘血便．慢性期は肝硬変，食道静脈瘤，腹水貯留などを引き起こす．
⑤検査：糞便より虫卵を検出．
⑥症状：
・セルカリアが皮膚から侵入したとき：セルカリア皮膚炎．
・急性期（腸に産卵をはじめるころ）：粘血便，下痢，発熱，肝腫大．
・慢性期：組織に虫卵結節がつくられる．肝脾腫，肝硬変，腹水貯留．

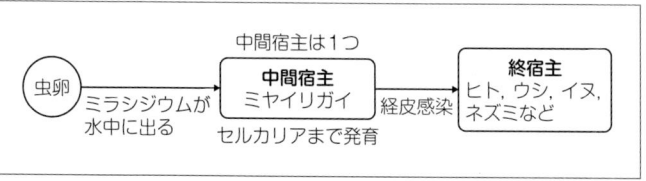

日本住血吸虫の生活史

 Manson（マンソン）住血吸虫

1．虫卵の特徴
①卵内容はミラシジウム．
②卵殻の側面に大きな尖った棘．
③大きさは回虫受精卵よりかなり大きい．

2．一般的な特徴
①検査：糞便より虫卵を検出.
②症状：日本住血吸虫症と似ているが，一般的に軽症.

🔵 Bilharz（ビルハルツ）住血吸虫

1．虫卵の特徴
①卵内容はミラシジウム.
②虫卵の後端に円錐状の棘.
③大きさは回虫受精卵よりかなり大きい.

2．一般的な特徴
①成虫が膀胱および骨盤部の静脈に寄生するので，虫卵検出のための検査材料は尿.
②症状：セルカリア皮膚炎，血尿.

🔵 Westerman（ウエステルマン）肺吸虫

1．虫卵の特徴
①回虫受精卵よりやや大きい（長径約90 μm）.
②黄金色.
③卵蓋あり.
④卵蓋のあるほうがやや幅広.
⑤卵内容は1個の卵細胞と多数の卵黄細胞.

2．一般的な特徴
①成虫は肺実質内に寄生し虫嚢をつくる.
②検査：喀痰や糞便に虫卵を検出.
③肺以外に異所寄生することが多い．皮下に寄生すると移動性皮下腫瘤となる.
④虫卵が検出できないときは皮内反応で確認する.
⑤中間宿主：（第一）カワニナ．（第二）モクズガニ，サワガニ．（待機宿主）イノシシ.
⑥感染経路：第二中間宿主内のメタセルカリアの経口摂取による感染．またはカニを調理した包丁，まな板などに残るメタセルカリアが他の食材に混入し，それを摂取したことによる感染．待機宿主であるイノシシの筋肉中のメタセルカリアの経口摂取による感染もみられる.

⑦症状:

・肺に寄生した場合:血痰,咳,胸痛.
・脳に寄生した場合:通常は肺に寄生するが,脳に寄生することもある.頭痛,嘔吐,てんかん様発作など脳腫瘍に似た症状を起こす.

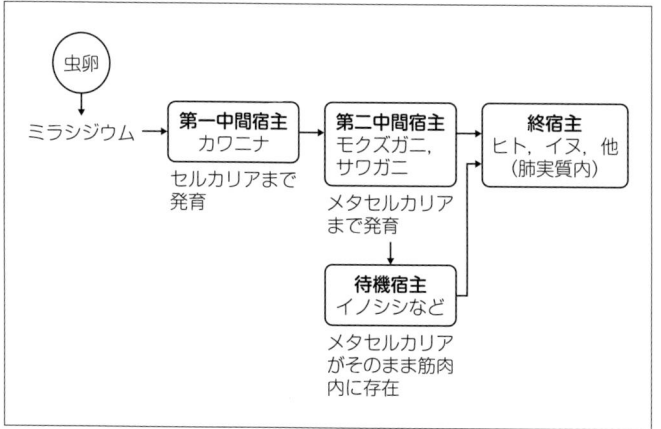

Westerman肺吸虫の生活史

宮崎肺吸虫

①本来はイタチ,イノシシ,イヌなどの動物の寄生虫.
②虫囊をつくらず,肺実質と胸腔内を行ったり来たりする.肋膜炎,気胸,胸水貯留を引き起こす.
③喀痰や糞便からの虫卵検出は困難.
④幼虫移行症を引き起こす.
⑤検査法:皮内反応で診断する.または免疫電気泳動法.
⑥中間宿主:(第一)ホラアナミジンニナ.(第二)サワガニ.
⑦感染経路:第二中間宿主内のメタセルカリアの経口感染.
⑧症状:気胸,胸水貯留,胸痛.好酸球増多が著しい.

横川吸虫

1. 虫卵の特徴

①回虫受精卵の約2分の1の大きさ(長径約30μm).ただし卵蓋が卵殻から突出していない.

②模様なし.卵内容はミラシジウム.

> 小さい虫卵として覚えておくこと

2. 一般的な特徴

①寄生部位：小腸粘膜.
②中間宿主：（第一）カワニナ．（第二）アユ，シラウオ，ウグイなど.
③感染経路：第二中間宿主内のメタセルカリアの経口感染.
④症状：多数寄生の場合，腹痛や下痢.

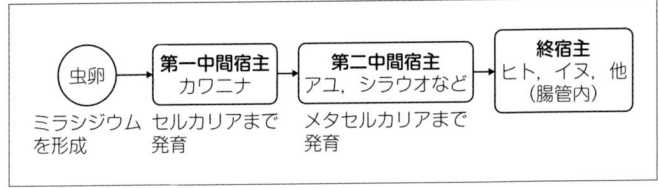

横川吸虫の生活史

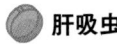 肝吸虫

1. 虫卵の特徴

①回虫受精卵の約2分の1の大きさ（長径約30μm）.
②卵蓋あり．卵殻より卵蓋が少し突出（トックリ形）.
③表面に亀甲状の模様，卵内容はミラシジウム.

> 小さい虫卵として覚えておくこと

2. 一般的な特徴

①寄生部位：肝臓内の胆管.
②検査：糞便，胆汁，十二指腸液に虫卵を検出.
③中間宿主：（第一）マメタニシ．（第二）モツゴ，フナ，コイなど.
④感染経路：第二中間宿主のウロコや筋肉内でメタセルカリアとなる．これらの生食や加熱不十分な調理で経口感染する.
⑤症状：多数寄生で胆管閉塞（胆汁のうっ滞），慢性の胆管周囲炎，長年にわたると肝硬変を起こすこともある．少数寄生は無症状.

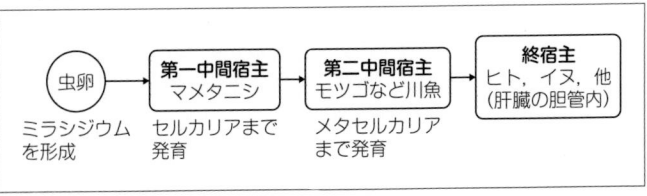

肝吸虫の生活史

肝蛭

1．虫卵の特徴
①最も大型（長径約140 μm）．
②卵内容は1個の卵細胞と多数の卵黄細胞．
③卵蓋あり．

2．一般的な特徴
①ウシ，ヒツジ，ヤギの肝臓に感染している（家畜にとっては重大な病害）．
・これらの動物の肝臓内に寄生する成虫，虫卵を食べても感染はしないが，脱嚢まもない幼虫が存在したときは感染が成立する．
②中間宿主：（第一）ヒメモノアラガイ．
・水中にセルカリアが遊出し，セリ，牧草などに付着してメタセルカリアまで成長．第二中間宿主はなく，メタセルカリアがついた水草などを生食することによる経口感染．
③検査：糞便，胆汁，十二指腸液に虫卵を検出．
④症状：激しい心窩部痛，発熱，咳など．

タイ肝吸虫

①タイ北部で濃厚感染者が多い．
②形態は肝吸虫と似ている．
③第一中間宿主はマメタニシなどの淡水貝，第二中間宿主も淡水魚である．
④胆管がんの発生に関連が強く疑われる．

セルフ・チェック

A 次の文章で正しいものに〇，誤っているものに×をつけよ．

	〇	×
1. 日本住血吸虫は雌雄同体である．	□	□
2. 日本住血吸虫の検査時の虫卵の内容は1個の卵細胞と多数の卵黄細胞である．	□	□
3. 日本住血吸虫の感染経路は経皮感染である．	□	□
4. Bilharz住血吸虫の感染経路は経口感染である．	□	□
5. 日本住血吸虫卵は糞便から検出される．	□	□
6. Bilharz住血吸虫卵は糞便から検出される．	□	□
7. 日本住血吸虫卵には卵蓋がある．	□	□
8. 日本住血吸虫卵による虫卵結節は肝臓のみにみられる．	□	□
9. 肝吸虫卵には卵蓋がある．	□	□
10. 肝吸虫卵の内容はミラシジウムである．	□	□
11. 横川吸虫卵の内容はミラシジウムである．	□	□
12. 肝吸虫症は経皮感染で起こる．	□	□
13. 横川吸虫の第二中間宿主はアユである．	□	□
14. 肝吸虫の第一中間宿主はケンミジンコである．	□	□
15. 肝吸虫卵は胆汁や十二指腸液からも検出される．	□	□
16. 肝蛭卵は回虫受精卵よりも小さい．	□	□
17. 肝蛭卵の検査時の卵内容はミラシジウムである．	□	□
18. 肝蛭卵には卵蓋がある．	□	□
19. Westerman肺吸虫卵は糞便からは検出されない．	□	□
20. Westerman肺吸虫卵の検査時の卵内容は1個の卵細胞と多数の卵黄細胞である．	□	□
21. Westerman肺吸虫の第二中間宿主はサワガニである．	□	□

A 1-×（住血吸虫類は雌雄異体），2-×（卵内容はミラシジウム），3-〇，4-×（セルカリアの経皮感染），5-〇，6-×（尿），7-×（住血吸虫類の虫卵には卵蓋がない），8-×（大腸，肺，脳などにもみられる），9-〇，10-〇，11-〇，12-×（メタセルカリアの経口感染），13-〇，14-×（マメタニシ），15-〇，16-×（ヒトから検出される虫卵では最大），17-×（1個の卵細胞と多数の卵黄細胞），18-〇，19-×（喀痰，糞便から検出される），20-〇，21-〇

22. Westerman肺吸虫はイノシシの生肉を食して感染が成立 することもある. □ □

23. Westerman肺吸虫卵を飲み込むと感染が成立する. □ □

24. 宮崎肺吸虫症の診断は喀痰からの虫卵検出で行う. □ □

B

1．淡水魚の生食によって感染するのはどれか.

- □ ① Westerman肺吸虫
- □ ② 宮崎肺吸虫
- □ ③ 肝吸虫
- □ ④ 日本住血吸虫
- □ ⑤ 肝　蛭

2．セルカリアで感染するのはどれか.

- □ ① 肝　蛭
- □ ② 肝吸虫
- □ ③ 横川吸虫
- □ ④ 日本住血吸虫
- □ ⑤ Westerman肺吸虫

3．寄生虫と症状の組合せで誤っているものはどれか.

- □ ① 宮崎肺吸虫 ——————— 胸水貯留
- □ ② Westerman肺吸虫 ——— 下　痢
- □ ③ 日本住血吸虫 ——————— 腹水貯留
- □ ④ 横川吸虫 ——————— 下　痢
- □ ⑤ 肝　蛭 ——————————— 胸　痛

A 22-○, 23-×（メタセルカリアの経口感染）, 24-×（ヒトは本来の宿主で はないため，虫卵が産生されない．喀痰からの虫卵検出はWesterman肺吸虫）
B 1-③（①サワガニやモクズガニの生食，またはイノシシなどの待機宿主の 肉の生食，②サワガニの生食，④水中のセルカリアの経皮感染，⑤セリなどの 水草の生食（メタセルカリアが水草に付着する）），2-④（④以外はメタセルカリ アの経口感染），3-②（Westerman肺吸虫は，肺に寄生した場合には血痰，咳， 胸痛などを起こす．脳に異所寄生すると頭痛，嘔吐，てんかん様発作などの脳 腫瘍に似た症状を起こす）

F 条虫類

学習の目標

☐ 一般的形態（おもに虫卵）　　☐ 片節の形態

☐ 生活史と感染経路　　　　　　☐ 寄生部位

☐ 中間宿主

1 成虫の形態の特徴

①小さな頭（頭節）＋いくつかの片節（数個～数千個）.

②条虫類のからだには石灰小体がみられる.

③擬葉目と円葉目に分けられる.

1．擬葉目

①日本海裂頭条虫, 広節裂頭条虫, クジラ複殖門条虫（大複殖門条虫）, Manson（マンソン）裂頭条虫.

②特徴：

条虫類の虫卵については
2章「B-1 虫卵の特徴」も参照

・虫卵に卵蓋がある.

・頭節に1対（2個）の吸溝.

・擬葉目条虫は成熟した片節の正中線上に子宮孔があり, 外に開口している. 子宮孔からは虫卵が随時産出される.

③2つの中間宿主を必要とする.

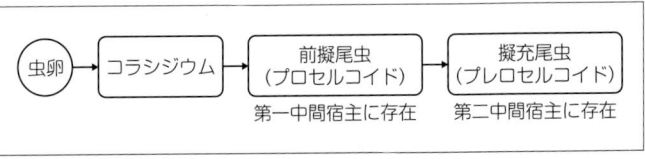

擬葉目の生活史

2．円葉目

①無鉤条虫，有鉤条虫，単包条虫，多包条虫，小形条虫，縮小条虫.

②特徴:

・頭節に4個の吸盤.

・子宮孔を有しない（虫卵が片節の中にたくわえられ，片節が体外に排出される．その後片節が破れて虫卵が外に出る）.

③通常1つの中間宿主.

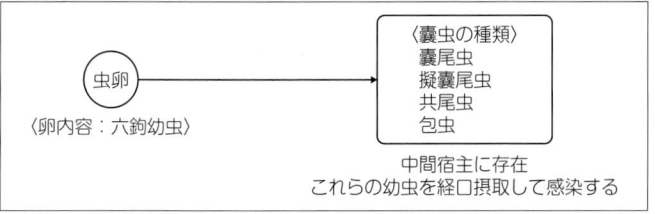

円葉目の生活史

 擬葉目条虫

 日本海裂頭条虫

1．虫卵の特徴

①楕円形.

②卵殻はやや厚い.

③卵蓋あり.

④卵内容は1個の卵細胞と多数の卵黄細胞.

2．一般的な特徴

①第一中間宿主：ケンミジンコ.

②第二中間宿主：サクラマス，カラフトマス（サケ属の魚）.

③終宿主：ヒト，クマ，イヌ.

④ヒトへの感染は，サクラマスやカラフトマスの中のプレロセルコイドを経口摂取することによる.

⑤片節が排便時に長く連なって排泄されることで，感染に気がつくことが多い.

⑥産卵数が多いので，糞便の直接塗抹法でも検出できる.

⑦病害：消化器症状.

⑧片節中央部の子宮の形が花びらのような花紋状である.

⑨駆虫のためには頭節の排出を確認する必要がある.

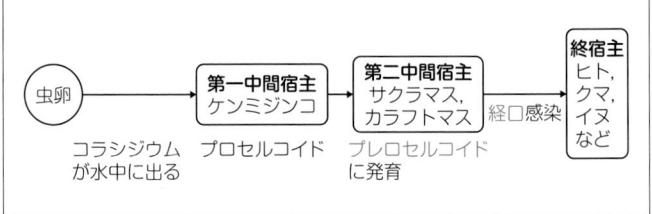

日本海裂頭条虫の生活史

広節裂頭条虫

①形態は日本海裂頭条虫と似ている.

②分布地域はヨーロッパや北米,南米.

③軽度の消化器症状に加え,ビタミンB_{12}欠乏性貧血がみられることもある.

④日本海裂頭条虫は,以前は広節裂頭条虫と同じ種と考えられていたが,遺伝子解析が進み,日本海裂頭条虫が別の種として分類されるようになった.

クジラ複殖門条虫(大複殖門条虫)

①クジラに寄生する条虫.

②片節の生殖器が2列になっている.

③虫卵の形態は日本海裂頭条虫と似ている.

Manson(マンソン)裂頭条虫

①第一中間宿主:ケンミジンコ.

②第二中間宿主:カエル,ヘビ.

③本来の宿主はイヌなど.

④ヒトへの感染は,プレロセルコイドの摂取(カエル,ヘビなどの生食),またはプレロセルコイドが寄生したケンミジンコのいる水を飲むことによる.

⑤ヒトへの幼虫寄生は移動性皮下腫瘤をつくる(Manson孤虫症).幼虫のほとんどは成虫にはならない.

⑥診断には顎口虫との鑑別が必要:免疫学的検査法.

3 円葉目条虫

無鉤条虫と有鉤条虫

1．虫卵の特徴
①放射状の幼虫被殻をもつ．
②卵殻は薄い（産卵時に脱落しやすい）．
③卵内容は3対の鉤（合計6本）をもつ六鉤幼虫．
④虫卵の形態では，無鉤条虫と有鉤条虫の区別はつかない．

2．一般的な特徴

（1）感染経路
①両者とも経口感染．中間宿主の筋肉中の囊虫を食べることにより感染する．
②中間宿主：無鉤条虫はウシ，有鉤条虫はブタ．
③ヒトが終宿主である（小腸に寄生）．

（2）片節の特徴
①無鉤条虫：子宮の分岐数が20〜24対．受胎片節の動きが活発．
②有鉤条虫：子宮の分岐数が7〜10対．
③無鉤条虫の片節が肛門から排出されるとき，片節が破れて虫卵が肛門に付着するので，肛囲検査法（セロファンテープ法）が実施できる．
④ヒトの腸管内で有鉤条虫の受胎片節が破れ虫卵が遊離すると，孵化して六鉤幼虫が腸壁から全身に散布され，その後，囊虫をつくる．自家感染の一つである．

（3）頭節の特徴
①無鉤条虫：4個の吸盤がある．
②有鉤条虫：4個の吸盤の他に22〜32本の小鉤が並んでいる．

有鉤囊虫

①有鉤条虫の幼虫が，中間宿主の体内で被囊したもの．
②有鉤条虫の虫卵をブタが食べると，虫卵から六鉤幼虫が出てきて腸粘膜に感染し，その後体の各所の筋肉内で有鉤囊虫が形成される．
③ヒトも同じく，有鉤条虫の虫卵を経口摂取すると，筋肉内に有鉤囊虫が形成される（ヒトも中間宿主になりうる）．

④ヒトは有鉤条虫の終宿主であるが，中間宿主でもあるので，有鉤嚢虫がさらに発育して成虫になることはなく，筋肉中にとどまり続ける．この状態を人体有鉤嚢虫症という．

⑤ヒトの腸内に有鉤条虫の成虫がいて受胎片節が破れると，虫卵が腸内に遊離することになり，虫卵を経口摂取した状態となる（自家感染）．この場合，嚢虫の数が多くなり危険である．

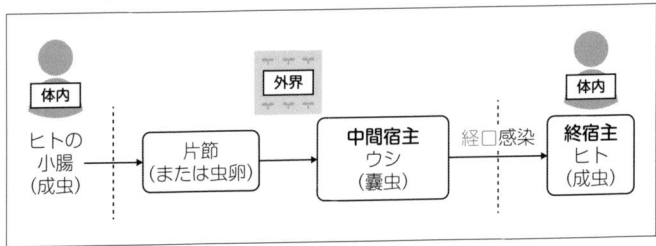

無鉤条虫の生活史

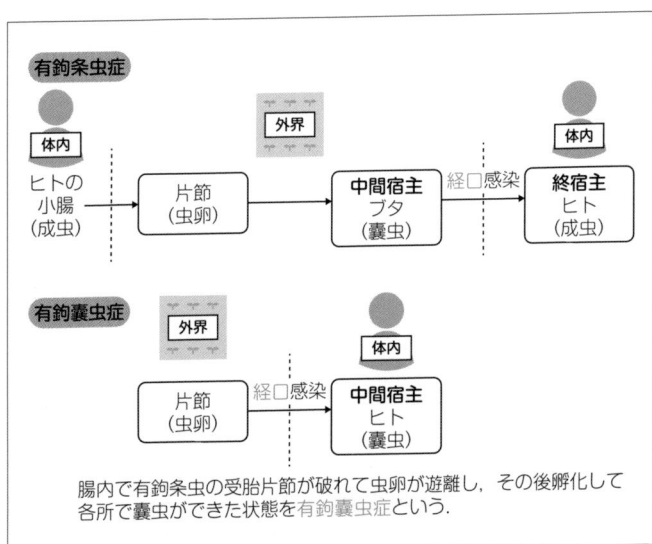

有鉤条虫症と有鉤嚢虫症

🫧 単包条虫と多包条虫（エキノコックス症）

①終宿主はキツネ，イヌなど．

②虫卵はヒトの糞便からは検出されない．

③ヒトは中間宿主の一つである．ヒトの体内では成虫にならず包虫をつくる．

・包虫：終宿主（イヌやキツネ）の糞便中の虫卵を，中間宿主（ヒト，野ネズミ，ヒツジなど）が経口摂取すると，小腸で孵化した六鉤幼虫が腸壁から血流にのって，全身の臓器へ移行する．そこで，包虫とよばれる嚢状の幼虫をつくる．単包条虫の包虫は単包性のため単包虫，多包条虫の包虫は小嚢（胞）の集合体なので多包虫とよぶ．この嚢の中に原頭節ができる．原頭節は将来，1匹の成虫となる．

④単包条虫の中間宿主はヒツジ，ブタなど．

⑤多包条虫の中間宿主は野ネズミ（エゾヤチネズミ）など．

⑥ヒトへの感染は経口感染で起こる．虫卵の混じった水を飲む，虫卵のついたキツネの毛に触り，それを摂取するなど．

⑦包虫の寄生部位：肝臓，肺，腎臓，脳．

⑧包虫の中に原頭節（包虫砂）がある．

⑨包虫が破れるとアナフィラキシーショックを起こすことがある（肝臓の生検には注意が必要）．

⑩検査法：免疫学的検査法（ELISA法など）．胸部，腹部の画像検査（X線，CT，エコーなど）．

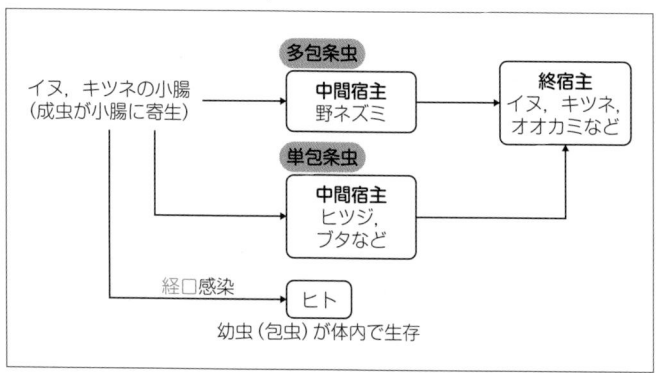

多包条虫と単包条虫の生活史

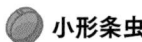 小形条虫

1．虫卵の特徴

短楕円形，レモン形の幼虫被殻の両端から4～8本のガラス状糸状物（フィラメント）が出ている．

2．一般的な特徴

①ネズミ類に一般的な寄生虫．

②ヒトには経口感染で感染する．虫卵の直接摂取により感染．

③中間宿主であるノミ，昆虫類の体内で幼虫になったもの（擬嚢尾虫）を飲み込んで感染．

④自家感染を起こす．

縮小条虫

1．虫卵の特徴

①円形．

②卵殻は厚い．

③幼虫被殻と卵殻の間にゼラチン様物質あり．ガラス状糸状物（フィラメント）はない．

④卵内容は幼虫被殻の中に六鉤幼虫．

2．一般的な特徴

①中間宿主は昆虫（ノミ，カブトムシ，ゴキブリなど）．本来はネズミの寄生虫．

②ヒトでは小児に感染が多い．中間宿主内の擬嚢尾虫の経口摂取による感染．

 アジア条虫

近年，症例は少ないが，アジア地域で成虫の形態，病害が無鉤条虫に非常に似ているが，牛肉の生食によるものではなく，豚肉を摂取することで感染する条虫がみられるようになった．豚肉内の嚢虫（幼虫）を摂取することで感染が成立し，摂取された嚢虫はヒトの小腸内で成虫になる．以前は日本ではみられないとされていたが，2010年以降，関東地方で症例報告があった．

セルフ・チェック

A 次の文章で正しいものに〇，誤っているものに×をつけよ．

1. 日本海裂頭条虫卵には卵蓋がある． ☐ ☐
2. 日本海裂頭条虫の中間宿主はサクラマスである． ☐ ☐
3. 日本海裂頭条虫の感染はプレロセルコイドを飲み込むことによって起こる． ☐ ☐
4. 日本海裂頭条虫卵の検査時の卵内容は六鉤幼虫である． ☐ ☐
5. Manson孤虫症は糞便内に虫卵を検出することで診断できる． ☐ ☐
6. Manson裂頭条虫卵には卵蓋がある． ☐ ☐
7. 有鉤条虫の中間宿主はブタである． ☐ ☐
8. 無鉤条虫の中間宿主はウシである． ☐ ☐
9. 無鉤条虫は主として肝臓に寄生する． ☐ ☐
10. 有鉤嚢虫症とは全身の筋肉内に幼虫が寄生することである． ☐ ☐
11. キタキツネは多包条虫の中間宿主である． ☐ ☐
12. エキノコックス症の感染は虫卵の経口摂取によって起こる． ☐ ☐
13. 包虫とは単包条虫や多包条虫の成虫を包蔵する嚢胞（袋のこと）である． ☐ ☐
14. 包虫が破れるとアナフィラキシーショックを起こすことがある． ☐ ☐
15. エキノコックス症の診断には免疫学的手法を用いる． ☐ ☐
16. 小形条虫は自家感染を起こす． ☐ ☐

A 1-〇，2-〇，3-〇，4-×（1個の卵細胞と多数の卵黄細胞），5-×（Manson孤虫症は幼虫移行症の一つで，移動性皮下腫瘤を認める．虫卵は検出されない），6-〇，7-〇，8-〇，9-×（小腸に寄生する），10-〇，11-×（終宿主），12-〇，13-×（単包条虫や多包条虫の幼虫のこと），14-〇，15-〇，16-〇

B

1．日本海裂頭条虫について正しいのはどれか．**2つ選べ**．
- [ ] ① 卵内容はミラシジウムである．
- [ ] ② 頭節には吸溝がある．
- [ ] ③ ヒトへの感染はサクラマスの生食による．
- [ ] ④ 片節は1つずつ切断されて排泄される．
- [ ] ⑤ 通常，糞便中には虫卵が検出されない．

2．無鉤条虫と有鉤条虫の検査について**誤っている**のはどれか．
- [ ] ① 両者は虫卵では鑑別できない．
- [ ] ② 成熟片節中の子宮分岐の数で鑑別できる．
- [ ] ③ 頭節の形で鑑別できる．
- [ ] ④ 卵内容は卵細胞と卵黄細胞である．
- [ ] ⑤ 両虫卵とも通常は卵殻が薄く脱落しやすい．

3．ノミが媒介するのはどれか．
- [ ] ① 無鉤条虫
- [ ] ② 有鉤条虫
- [ ] ③ 小形条虫
- [ ] ④ 日本海裂頭条虫
- [ ] ⑤ 単包条虫

B　1-②と③（①検査時の卵内容は1個の卵細胞と多数の卵黄細胞，④片節はいくつか連なって排泄される，⑤子宮孔があるので糞便中に虫卵が検出できる），2-④（虫卵の卵内容は六鉤幼虫である），3-③（①ウシが中間宿主，②ブタが中間宿主，④サクラマス・カラフトマスの体内のプレロセルコイドの経口摂取，⑤虫卵の経口摂取）

G 原虫類

原虫の一般的性質

1．原虫（原生動物）
①運動性をもった単細胞生物（1細胞が1個体）．
②真核生物である（真核生物には核膜がある）．

2．原虫の構造
基本構造は細胞質と核である．核にはDNAを含むカリオソームが存在する．細胞質は外質と内質の2層に分かれる．

3．原虫の分類
①根足虫類（アメーバ類）：赤痢アメーバ，大腸アメーバ，アカントアメーバ．
②鞭毛虫類：Lambl鞭毛虫，トリパノソーマ，リーシュマニア，腟トリコモナス．
③胞子虫類：マラリア，トキソプラズマ，ヒトクリプトスポリジウム，戦争イソスポーラ．
④繊毛虫類：大腸バランチジウム．

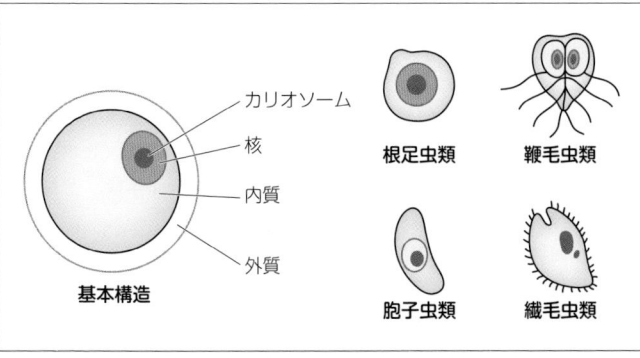

原虫類

4．生活史および感染経路

(1) アメーバ類

①栄養型と嚢子（シスト）がある．

②栄養型：無性生殖で分裂して増える．

③嚢子：栄養型の周囲の環境が悪化すると（乾燥や高温，低温など），被嚢して嚢子となる．嚢子をつくらないものもある．

④感染：通常は嚢子の経口感染．

(2) 鞭毛虫類

①Lambl鞭毛虫：栄養型と嚢子がある．感染は嚢子の経口感染．

②トリパノソーマ，リーシュマニア：脊椎動物体内と昆虫体内で形態が変わる．昆虫が媒介する．

③腟トリコモナス：嚢子がみつかっていない．栄養型が直接接触することで感染（接触感染）．

(3) 胞子虫類

中間宿主内では無性生殖，終宿主内では有性生殖．無性生殖では分裂して増える．有性生殖ではオーシスト（卵嚢子）が形成される．

①マラリア原虫：

・蚊の中腸内でオーシストが形成→オーシストの中にスポロゾイトが多数できる→蚊の唾液腺にスポロゾイトが集まり，吸血時にヒトの体内へ入る．

・雌性生殖母体，雄性生殖母体が吸血時に蚊の体内へ入ると，発育が進み生殖体となって合体して融合体をつくる．

・融合体がさらに発育→虫様体となり，蚊の腸壁に侵入し，外側にオーシストを形成する．

・オーシストが発育すると，内部に多数のスポロゾイトが形成される．

a．赤血球外発育（赤外発育）：

・ヒトの体内ではスポロゾイトがすぐに肝細胞へ侵入→分裂体に発育して内部に無性生殖でメロゾイトを多数形成．

・肝細胞に侵入したスポロゾイトの一部は，休眠体（ヒプノゾイト）として休止期に入るものもいる．半年〜1年後，分裂体に発育してメロゾイトを形成する．

b．赤血球内発育（赤内発育）：

・肝細胞を破壊して，メロゾイトが赤血球に入り，早期栄養体（輪状体）→後期栄養体（アメーバ体）→分裂体→メロゾイトが形成されるサイクルが繰り返される．

・赤血球の中に入ったメロゾイトの一部は，雌性生殖母体，雄性
　生殖母体へ発育するものもある．

②トキソプラズマ：

・トキソプラズマは中間宿主内でも囊子を形成する．この囊子の経
　口感染でも感染が成立する．

・終宿主の小腸以外の細胞や中間宿主の細胞内でさかんに増殖する
　栄養型を，急増虫体（タキゾイト）という．

・中間宿主や終宿主に抗体ができてくると，急増虫体が減少し，筋
　肉や脳の中で囊子を形成する．この囊子の中にも多数の虫体が存
　在する．この虫体はゆっくり増殖するので，緩増虫体（ブラディ
　ゾイト）とよばれる．

・終宿主のネコが中間宿主の囊子や急増虫体によって感染すると，
　ネコの腸の粘膜上皮細胞の中でオーシストが形成される．オーシ
　ストの経口摂取でもヒトに感染する．

③ヒトクリプトスポリジウム：

・オーシストの経口感染で感染する．

・オーシストからスポロゾイトが遊離し，小腸粘膜細胞に侵入→分
　裂してメロゾイトを多数形成．

・メロゾイトは他の小腸粘膜細胞に入り，分裂体となる→成熟して
　内部にメロゾイトが形成され，細胞を壊して他の細胞に入る．

・一部は雄性生殖母体→雄性生殖体，雌性生殖母体→雌性生殖体と
　なり，合体して融合体となる→成熟して内部にスポロゾイトをも
　つオーシストとなり，便とともに外界に出る．

④戦争イソスポーラ，サイクロスポーラ：

・オーシストの経口摂取→小腸で殻が脱落し，スポロゾイトが遊出
　→小腸粘膜細胞に侵入し，分裂体を形成→分裂体の中に多数のメ
　ロゾイトが形成→細胞を破壊しメロゾイトが遊出し，他の細胞に
　感染．

・一部が雄性生殖母体，雌性生殖母体になり，最終的にオーシスト
　を形成．

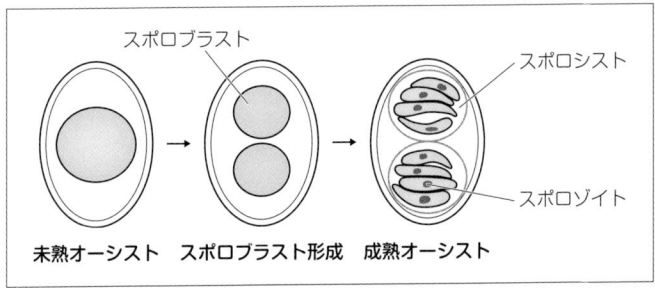

戦争イソスポーラのオーシストの発育

ヒトの糞便中に排出されたオーシストは未熟な単細胞だが，外界で発育してスポロブラストが形成され，その後スポロブラストはスポロシストとなる．スポロシストの中にスポロゾイトが形成され，成熟オーシストとなる．

 # 原虫類各論

赤痢アメーバ

①感染経路：囊子の経口摂取（経口感染）．

②無症状の患者がいる（キャリアとして存在）．

③腸アメーバ症：大腸に特有の潰瘍をつくる（タコつぼ状）．

・便の特徴：下痢便，イチゴゼリー状（栄養型が多くみられる）．
有形便のときは囊子が多くみられる．

④腸外アメーバ症：肝臓に膿瘍をつくりやすい．

⑤検体の保存：囊子は冷蔵でも可．栄養型は37～38℃程度で保存
（体温程度）．

⑥性感染症（STD）でもある．

⑦検査法：

・囊子を集める場合はホルマリン・エーテル法（MGL法），硫酸亜
鉛遠心浮遊法．

・栄養型の場合は温めたまま顕微鏡で観察．染色法はコーン
（Kohn）染色，ハイデンハイン鉄ヘマトキシリン（hematoxylin）
染色．

・抗体検査も実施される．

⑧ヒト以外にもサルなどに寄生している．

⑨感染症法では5類感染症（全数把握）に分類される．

🔵 大腸アメーバ

①赤痢アメーバと形態はほぼ同じである.

②組織侵入性や転移性はなく, 大腸粘膜上で生活する(非病原性).

③赤血球は取り込まず, 細菌を捕食する.

④成熟囊子の核は8個である.

赤痢アメーバと大腸アメーバの鑑別

		赤痢アメーバ	大腸アメーバ
囊子	大きさ	12〜15μm	12〜25μm
	核の数(成熟囊子)	4個	8個
	カリオソームの位置	核の中心	核に偏在
	類染色質体	棍棒状, ソーセージ状	多裂状
栄養型	内質と外質	はっきりしている	不明瞭
	捕食	赤血球を取り込む	細菌を取り込む
病原性		あり	なし

🔵 アカントアメーバ

①自然の土壌や水に存在する自由生活性アメーバの一つ. ヒトに寄生しなくても生存できる.

②コンタクトレンズからの感染. 角膜炎を起こすアメーバ.

🔵 マラリア原虫

①人体に寄生するマラリア原虫は4種類と考えられていたが, *Plasmodium knowlesi*(サルマラリア原虫)も加わった.

②感染経路:ハマダラカ(シナハマダラカ)による経皮感染.

③熱帯熱マラリアと三日熱マラリアは, 日本で報告されているマラリア患者の約9割に上る.

④寄生赤血球が膨化する:三日熱マラリア, 卵形マラリア.

⑤寄生赤血球の大きさが非感染赤血球と変わらない:熱帯熱マラリア, 四日熱マラリア.

⑥人体(中間宿主)では無性生殖, ハマダラカ(終宿主)の体内では有性生殖.

⑦人体内に入るとまず肝細胞に侵入する(肝臓内発育). その後, 赤血球に感染.

- 肝細胞で一部が休眠するもの：三日熱マラリア，卵形マラリア．
- 肝細胞で休眠しないもの：熱帯熱マラリア，四日熱マラリア，サルマラリア．
- 肝細胞で休眠するマラリアは再発しやすい．

⑧検査法：

- Giemsa染色：pHをややアルカリ側に傾けて青みを強くする．pH7.2〜7.4．
- アクリジンオレンジ（acridine orange）染色，免疫学的検査法．

> マラリア原虫の検査法については2章「C-1 マラリア原虫の検査」も参照

⑨マラリアの三大主徴候：発熱，貧血，脾腫．

⑩病害が大きいのは熱帯熱マラリア：急激な容態変化．風邪の症状からはじまり，2〜3日で死亡する場合もある．

⑪脳性マラリア：感染赤血球が脳の毛細血管に付着し，血管を閉塞させて意識障害，痙攣，錯乱，昏睡などの重篤な症状を起こす．

⑫感染症法における4類感染症の一つ．

⑬近年，薬剤耐性株が増えている（キニーネ，クロロキン，ファンシダールに対する耐性）．

⑭マラリアの熱発作の周期：抗生剤使用などにより周期が乱れるおそれがあるので，診断を熱発作周期に頼りすぎてはいけない．

- 熱帯熱マラリア：48時間ごと（ただし不規則）．
- 三日熱マラリア：48時間ごと（足かけ3日）．
- 四日熱マラリア：72時間ごと（足かけ4日）．
- 卵形マラリア：48時間ごと．
- サルマラリア：24時間ごと．

⑮サルマラリア原虫は，カニクイザルなどを固有宿主とするマラリア原虫の一種である．当初は偶発的にヒトに感染していると考えられていた．PCR検査の普及で，東南アジアで四日熱マラリア原虫の感染とされていたものの一部が，サルマラリア原虫によるものであることが明らかとなった．サルマラリア原虫は東南アジアの特定の地域では広く分布しており，ヒトに感染するマラリアの一つとなった．

⑯サルマラリア原虫の帯状体（band form）は四日熱マラリア原虫と類似し，判別がむずかしい．

⑰サルマラリア原虫の輪状体（ring form）は熱帯熱マラリア原虫との鑑別を要することもある.

⑱サルマラリア原虫の確定診断にはPCR検査が用いられるが，三日熱マラリア原虫用のプライマーでDNAの増殖を認めたとする報告も散見される.

マラリア原虫4種の鑑別

	熱帯熱	三日熱	四日熱	卵形
末梢血中に出現する形態	輪状体と生殖母体のみが末梢血に出現．アメーバ体，分裂体は末梢血には通常みられない	輪状体，アメーバ体，分裂体，生殖母体がすべて出現	三日熱と同じ	三日熱と同じ
感染赤血球の形，大きさ	非感染赤血球と同じ	非感染赤血球より大きくなる	非感染赤血球と同じ	形が卵形となりやや大きくなる
輪状体（早期栄養体）	大きさは赤血球の約5分の1 1個の赤血球に複数寄生することもある	大きさは赤血球の約3分の1 通常は1個の赤血球に1つ寄生．シュフナー斑点が現れはじめる	大きさは赤血球の約3分の1	大きさは赤血球の約3分の1
アメーバ体（後期栄養体）	通常，末梢血にはみられないモーラー斑点	シュフナー斑点が著明	帯状（帯状体）	周縁が鋸歯状シュフナー斑点（全発育で）
分裂体	通常，末梢血にはみられない	メロゾイトは12〜18個	メロゾイトは8〜10個で菊花状に並ぶ	メロゾイトは6〜12個
生殖母体	半月形，ソーセージ形	円形	円形，三日熱よりはるかに小さい	円形，シュフナー斑点が著明

サルマラリア原虫の形態は四日熱マラリア原虫に似ている.

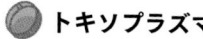 トキソプラズマ

①人獣共通感染症：ヒトに感染した場合，大部分は不顕性感染.

②ヒトは中間宿主である：ヒト体内ではオーシストを排出しない（嚢子，タキゾイトは存在する）.

③終宿主はネコである：ネコの糞便中にオーシストが排出される.

④栄養型（タキゾイト）：バナナ形，半月形．急性期患者の髄液，血液，各種臓器から検出.

⑤囊子：大きな球形．慢性期患者の脳・筋肉にみられる（糞便から
は検出されない）．

⑥トキソプラズマ症には先天的感染（経胎盤感染）と後天的感染が
ある．

⑦感染経路：ブタ，ヒツジ食肉中の囊子の経口摂取，ネコ糞便から
のオーシストの経口摂取，母体からの経胎盤感染．

⑧検査法：蛍光抗体法，免疫学的検査法，色素試験〔セービン・
フェルドマン・ダイテスト（Sabin-Feldman's dye test）〕．

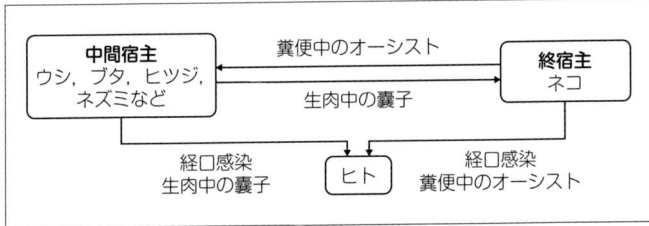

トキソプラズマの生活史

Lambl（ランブル）鞭毛虫

①感染経路：囊子の経口感染．

②栄養型の形態：扁平な西洋梨形．1対の核，4対（8本）の鞭毛．

③囊子の形態：成熟囊子の数は4個．

④栄養型は十二指腸に寄生する．胆囊，胆管にも寄生．

⑤検査法：胆汁検査・十二指腸液検査（栄養型のみ），糞便検査．

トリパノソーマ

①昆虫によって媒介．

②ガンビア（もしくはローデシア）トリパノソーマ：ツェツェバエ
による経皮感染．睡眠病の病原体．

③クルーズトリパノソーマ：サシガメによる経皮感染．シャーガス
病の病原体．

④検査法：血液・リンパ節穿刺液塗抹標本のGiemsa染色，免疫学
的検査（ELISA法など）．

リーシュマニア

①媒介昆虫であるサシチョウバエによって媒介される．経皮感染．
②内臓型と皮膚型，皮膚粘膜型がある．
・ドノバンリーシュマニア：内臓リーシュマニア症（カラ・アザール）の病原体．
③検査法：組織・リンパ節・病巣材料塗抹標本のGiemsa染色，遺伝子関連検査（PCR法など）．

膣トリコモナス

①嚢子をもたない．
②泌尿器系に感染，組織侵入性はない．
③性感染症（STD）の一つ．

ヒトクリプトスポリジウム

①感染経路：オーシストの経口摂取．
②腸管感染症として注目．集団下痢症を起こしたこともある．
③免疫不全患者では日和見感染を起こす．
④感染症法における5類感染症の一つ．
⑤検査法：糞便検査．糞便中のオーシストを検出．
⑥クリプトスポリジウム属には多くの種がある．ヒトに寄生するのはヒトクリプトスポリジウムである．

戦争イソスポーラ

①第一次世界大戦中に多くの感染者がみられた．
②ヒトの糞便中に未成熟オーシストが検出される．長径20〜30 μmと比較的大きい．
③外界で成熟オーシストとなる．オーシストの中に2個のスポロシストが形成され，それぞれに4個のスポロゾイトが形成される．
④免疫不全患者では，激しい下痢と吸収不良症候群により死亡する場合もある．

サイクロスポーラ

①オーシストはヒトクリプトスポリジウムのものより少し大きい（長径7〜9μm）.

②成熟オーシストの中に2個のスポロシストが形成され, そのそれぞれに2個のスポロゾイトが形成される.

肉胞子虫

①多数の種類があり, ヒトが終宿主のものもあれば, ヒトが偶発的に中間宿主となり筋肉内に肉胞嚢が形成されるものもある.

②近年, 馬肉の刺身で感染する肉胞子虫での食中毒例が報告された（ウマが中間宿主, イヌが終宿主のSarcocystis fayeriによるもの）.

臨床検査技師国家試験 原虫関連問題の出題

出題回	項目
第60回	トキソプラズマ（感染経路）, マラリア（形態）, マラリア（検査材料）
第61回	赤痢アメーバ（症状）, マラリア（形態）, 各種原虫（検査材料）, 各種原虫（感染経路）
第62回	各種原虫（感染経路）, マラリア（形態）
第63回	マラリア（形態）
第64回	マラリア（感染者数と死亡者数）, 各種原虫（蚊で媒介されるもの）, 各種原虫（終宿主）
第65回	マラリア（中間宿主）, 各種原虫（昆虫で媒介されないもの）
第66回	トキソプラズマ（全般的に出題）, マラリア（媒介動物）
第67回	マラリア（全般的に出題）
第68回	マラリア（染色液のpH）, マラリア（致死率が高いもの）
第69回	人獣共通感染症であるもの

原虫に関する問題は, 年々出題数が減少しているようです. しかし, マラリアに関する出題は頻度が高いのでしっかり学習してください. その際, マラリアの形態だけに注目するのではなく, 検査法, 病態などマラリアに関する全般的なことも学習するとよいでしょう.

✎ セルフ・チェック

A 次の文章で正しいものに〇，誤っているものに×をつけよ．

	〇	×
1. 赤痢アメーバの感染は栄養型の経口感染による．	□	□
2. 赤痢アメーバの栄養型が疑われるときは冷蔵（4℃）で保存する．	□	□
3. 赤痢アメーバの栄養型の存在が疑われる下痢便はイチゴゼリー状である．	□	□
4. 赤痢アメーバは腸管のみに寄生する．	□	□
5. 糞便中の赤痢アメーバの囊子はMGL法で集めることができる．	□	□
6. 赤痢アメーバ症はSTDの一つである．	□	□
7. 赤痢アメーバは細菌を捕食している．	□	□
8. 赤痢アメーバの成熟囊子の核の数は4個である．	□	□
9. 赤痢アメーバは腸から転移して肝膿瘍を起こす．	□	□
10. 赤痢アメーバを疑う下痢便は検査を行うまで冷蔵庫に保存しておく．	□	□
11. 赤痢アメーバはヒトに特異的に寄生している．	□	□
12. アカントアメーバは角膜炎を起こすことがある．	□	□
13. 腟トリコモナスは囊子をもつ．	□	□
14. Lambl鞭毛虫の栄養型は十二指腸液から検出される．	□	□
15. リーシュマニア症の媒介昆虫はサシガメである．	□	□
16. クルーズトリパノソーマの媒介昆虫はサシガメである．	□	□
17. ガンビアトリパノソーマが起こす疾患はシャーガス病である．	□	□
18. ヒトクリプトスポリジウムは日和見感染を起こす．	□	□

A 1-×（囊子の経口摂取），2-×（温度が低下すると運動性が損なわれ鑑別がむずかしくなる．囊子は冷蔵でも可），3-〇，4-×（肝臓，その他の臓器に移行する），5-〇，6-〇，7-×（赤血球を捕食している），8-〇，9-〇，10-×（栄養型の存在が疑われるときは冷蔵してはならない），11-×（サルなどにも感染），12-〇，13-×（囊子はない），14-〇，15-×（サシチョウバエ），16-〇，17-×（睡眠病），18-〇

19. ヒトクリプトスポリジウムの感染はオーシストの経口摂取によって起こる. □ □

20. マラリア原虫は蚊の体内で無性生殖を行う. □ □

21. 熱帯熱マラリア原虫の輪状体は赤血球内に複数みつかる. □ □

22. 四日熱マラリア原虫の生殖母体は半月形を示す. □ □

23. 三日熱マラリアの熱発作の周期は72時間(3日)である. □ □

24. 熱帯熱マラリアは肝臓で休眠する. □ □

25. マラリア原虫の血液塗抹標本をGiemsa染色する際, 観察に適したギムザ液のpHは中性(pH7.0)である. □ □

26. 熱帯熱マラリア原虫の分裂体は通常, 末梢血にはみられない. □ □

27. 四日熱マラリア原虫の分裂体は赤血球内で帯状を示す. □ □

28. マラリアを媒介するのはハマダラカである. □ □

B

1. 赤痢アメーバの栄養型について誤っているのはどれか.

□ ① すぐに検査できないときは, 短時間であれば冷蔵庫(4℃)に保存する.

□ ② 生鮮標本で鏡検すると運動が活発である.

□ ③ 生鮮標本で鏡検すると内質に赤血球の捕食がみられることがある.

□ ④ ハイデンハイン鉄ヘマトキシリン染色標本ではカリオソームが核の中心にある.

□ ⑤ 嚢子を集めるために硫酸亜鉛遠心浮遊法が用いられる.

A 19-○, 20-×(有性生殖), 21-○, 22-×(円形), 23-×(48時間), 24-×(休眠原虫をもつのは三日熱マラリアと卵形マラリア), 25-×(ややアルカリ性のpH7.2～7.4がよく染まる), 26-○, 27-×(四日熱マラリアのアメーバ体が帯状となる), 28-○

B 1-①(運動性が失われるので, 体温程度で保存する)

2．血液薄層塗抹標本における三日熱マラリア原虫の特徴で正しいのはどれか．2つ選べ．
   □ ① 感染赤血球にシュフナー斑点がある．
   □ ② 半月形の生殖母体がみられる．
   □ ③ 1個の赤血球に複数の輪状体が観察されることが多い．
   □ ④ 後期栄養体は帯状を呈する．
   □ ⑤ 感染赤血球は膨大する．

3．マラリア患者の血液塗抹Giemsa染色標本を示す．
   正しいのはどれか．

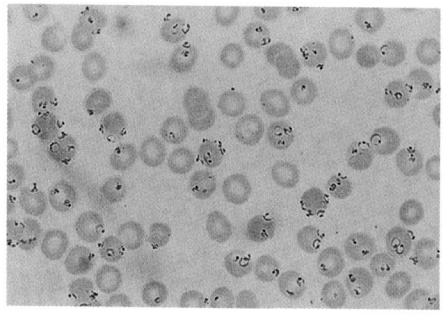

   □ ① 熱帯熱マラリア原虫の輪状体
   □ ② 三日熱マラリア原虫の輪状体
   □ ③ 三日熱マラリア原虫の分裂体
   □ ④ 卵形マラリア原虫の分裂体
   □ ⑤ 四日熱マラリア原虫の輪状体

B 2-①と⑤（②熱帯熱マラリア生殖母体の特徴，③熱帯熱マラリア輪状体の特徴，④四日熱マラリアアメーバ体の特徴），3-①（1個の赤血球の中に複数の輪状体がみられる．また，感染した赤血球の大きさが他の赤血球と同じくらいの大きさであることから①を選ぶ）

4．経胎盤感染を起こすのはどれか．
- ☐ ① 蟯虫症
- ☐ ② 糞線虫症
- ☐ ③ 熱帯熱マラリア
- ☐ ④ トキソプラズマ症
- ☐ ⑤ 膣トリコモナス症

5．末梢血の Giemsa 染色標本を示す．
考えられるのはどれか．

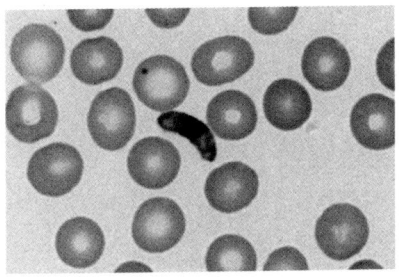

- ☐ ① 熱帯熱マラリア
- ☐ ② 三日熱マラリア
- ☐ ③ 四日熱マラリア
- ☐ ④ 卵形マラリア
- ☐ ⑤ 鎌状赤血球症

B 4-④（①蟯虫は幼虫包蔵卵の経口感染，②糞線虫症はフィラリア型幼虫の経皮感染，③熱帯熱マラリアはハマダラカの刺咬による経皮感染，⑤膣トリコモナス症は栄養型虫体の接触感染），5-①（半月形の生殖母体をもつのは熱帯熱マラリア原虫である）

H　衛生動物（医節足動物）

①衛生動物はヒトの体表に寄生したり，感染症を媒介したりする動物である．なかでも，寄生虫症と節足動物は関連が深い．

②ダニ類と昆虫類が重要．

ダニ類

①体は顎体部と胴部からなる．幼虫は胴部に3対の脚，成虫は4対の脚がつく．

②発育は原則，卵→幼虫→若虫→成虫である．

1．ツツガムシ

①幼虫の時期にのみ脊椎動物（主に野ネズミなど）に寄生する．若虫や成虫は土中で生活する．

②ツツガムシ病の原因となるツツガムシ病リケッチアを媒介する．

③日本国内ではアカツツガムシ，タテツツガムシ，フトゲツツガムシなど．

2．ヒゼンダニ

①疥癬の原因となる．

②角皮内にトンネルをつくって産卵する（疥癬トンネル）．

③ヒゼンダニの寄生数が100万〜200万匹になると重症化し，ノルウェー疥癬となる．

④皮膚病変部を掻き取り，KOH液を滴下して柔らかくして鏡検する．

3．マダニ類

(1) ヤマトマダニ

①成虫は家畜や野ウサギに寄生．幼虫，若虫は野ネズミに寄生．

②野兎病の原因となる *Francisella tularensis*，ダニ脳炎の原因となるウイルスを媒介する．

③日本紅斑熱の原因となるリケッチア（*Rickettsia japonica*）も媒介する.

(2) シュルツェマダニ

ライム病，極東ロシア脳炎，野兎病の原因菌，ウイルスを媒介する.

(3) キチマダニ

①日本での野兎病の最も重要な媒介者.

②日本紅斑熱も媒介する.

4．ニキビダニ

①体長0.1〜0.4mm．棍棒状で，4対の脚が体の前方1/3のところにある.

②ヒトの毛包内や皮脂腺内に寄生する．毛包虫または毛囊虫ともよばれる.

③正常な皮膚にも寄生していることがある.

④いわゆるニキビのような赤い皮疹をつくる．軽い搔痒感がある.

⑤この皮疹は副腎皮質ステロイド軟膏を使用している場合に現れることが多い.

5．コナダニ

①ケナガコナダニは国内で普通にみられる．小麦粉，菓子，チーズ，粉乳などに発生する.

②採尿時に偶然に尿コップなどに付着し，鏡検でみつかることがある.

③コナダニを食べるツメダニがヒトを刺咬して，かゆみをもたらすことがある.

④コナダニが発生した食品を摂取し，アレルギーを発症することがある.

6．室内塵ダニ

室内の塵中のダニの糞や死骸がダニアレルギーの原因となる．コナ

重症熱性血小板減少症候群（SFTS）

ブニヤウイルス科フレボウイルス属に分類されるウイルスによるダニ媒介感染症．日本で初めて確認されたのは2013年で，患者は渡航歴のない人だった.

感染経路として，マダニ類（日本国内でヒトへの感染が疑われるのは，フタトゲチマダニ，タカサゴキララマダニなど）が媒介すると考えられている.

ヒョウヒダニやヤケヒョウヒダニがある．

 昆虫類

体は頭部，胸部，腹部に分かれ，胸部に3対の脚がつく．

1．蚊類

（1）シナハマダラカ

日本国内でのマラリアの媒介昆虫．海外では別の多数のハマダラカ種もマラリアを媒介する．

（2）アカイエカ

バンクロフト糸状虫，日本脳炎，イヌ糸状虫を媒介．

（3）コガタアカイエカ

日本脳炎を媒介．

（4）ヒトスジシマカ，ネッタイシマカ

デング熱，黄熱を媒介．

（5）トウゴウヤブカ

マレー糸状虫を媒介．

2．ハエ類

（1）ツェツェバエ

睡眠病の病原体を媒介．

3．ノミ類

（1）ケオプスネズミノミ

ペスト菌（*Yersinia pestis*）を媒介．

4．シラミ類

（1）アタマジラミ

頭髪に寄生し，産卵する．子供に発生することが多く，集団発生が起こることがある．

（2）コロモジラミ

体幹と衣類に寄生し，衣類に産卵する．吸血時以外は衣類に潜んでいる．発疹チフスを媒介．

（3）ケジラミ

主に陰毛に寄生する．掻痒感が激しい．カニに似た姿で，他のシラミ類と鑑別しやすい．感染経路は性行為などの接触感染が主．

（4）トコジラミ

①ナンキンムシ（南京虫），ベッドバグともいわれる．

②夜間活動性で，昼間はベッドの隙間や畳，柱の隙間などに潜んでいる．

③吸血により強い痛みとかゆみが現れる．

④DDTなどの薬剤で駆虫されていたが，近年海外から入り込み，ホテルなどでの被害が報告されるようになった．

5．チョウバエ類

（1）サシチョウバエ

リーシュマニア原虫を媒介．

6．ブユ類（ブヨ，ブトともよばれる）

回旋糸状虫（オンコセルカ症の病原体）の中間宿主．

7．サシガメ類

①クルーズトリパノソーマ原虫（シャーガス病の病原体）の媒介昆虫である．

②吸血しながら排泄を行う．吸血による搔痒感のため吸血部位を引っ掻くことにより，皮膚上の糞便を傷口になすりつけることとなり感染する．

8．アブ類

①大型の吸血昆虫で，ヒトや家畜を刺咬する．

②アフリカではメクラアブ類がロア糸状虫を媒介する．

衛生動物と感染症

媒介動物（代表的なもの）	関連する疾患や病原体，症状
ツツガムシ	ツツガムシ病
ヒゼンダニ	疥癬（ノルウェー疥癬）
マダニ類（ヤマトマダニ，シュルツェマダニ，キチマダニ）	野兎病，ライム病ボレリア，ロッキー山紅斑熱リケッチア，日本紅斑熱リケッチア，重症熱性血小板減少症候群（SFTS）
（シナ）ハマダラカ	マラリア
アカイエカ，ネッタイイエカ	バンクロフト糸状虫
コガタアカイエカ	日本脳炎ウイルス
ヒトスジシマカ，ネッタイシマカ	デング熱ウイルス，黄熱ウイルス
トウゴウヤブカ	マレー糸状虫
ツェツェバエ	ガンビア（もしくはローデシア）トリパノソーマ　疾患名：睡眠病
ケオプスネズミノミ	ペスト
ネズミノミ類，ゴキブリ	縮小条虫，小形条虫
ネズミノミ類	発疹熱リケッチア
イヌノミ	瓜実条虫
アタマジラミ	頭髪に寄生，掻痒感
コロモジラミ	発疹チフスリケッチア　疾患名：発疹チフス
ケジラミ	掻痒感
サシチョウバエ	リーシュマニア症
ブユ	回旋糸状虫の中間宿主
サシガメ	クルーズトリパノソーマ　疾患名：シャーガス病

セルフ・チェック

A 次の文章で正しいものに〇, 誤っているものに×をつけよ.

	〇	×
1. ツツガムシ病の病原体はウイルスである.	□	□
2. ヒゼンダニは疥癬の原因となる.	□	□
3. ノルウェー疥癬の原因となるのは, ヒゼンダニとは別のダニである.	□	□
4. アカイエカはマラリアを媒介する.	□	□
5. ブユは睡眠病を媒介する.	□	□
6. サシガメはシャーガス病を媒介する.	□	□

B

1. 節足動物が媒介するのはどれか.
   - □ ① 回 虫
   - □ ② 横川吸虫
   - □ ③ 有棘顎口虫
   - □ ④ 宮崎肺吸虫
   - □ ⑤ バンクロフト糸状虫

2. 正しい組合せはどれか.
   - □ ① サシチョウバエ ──────── バンクロフト糸状虫
   - □ ② ハマダラカ ──────── マレー糸状虫
   - □ ③ コガタアカイエカ ──────── イヌ糸状虫
   - □ ④ サシガメ ──────── リーシュマニア原虫
   - □ ⑤ ブ ユ ──────── 回旋糸状虫

A 1-×(ダニ類のツツガムシに寄生するツツガムシ病リケッチアがツツガムシ病の病原体), 2-〇, 3-×(ヒゼンダニの大量寄生が原因), 4-×(バンクロフト糸状虫などを媒介), 5-×(回旋糸状虫を媒介), 6-〇

B 1-⑤(それぞれ①幼虫包蔵卵, ②メタセルカリア, ③被囊幼虫, ④メタセルカリアの経口摂取により感染), 2-⑤(①サシチョウバエはリーシュマニア原虫を媒介, ②ハマダラカはマラリア原虫を媒介, ③コガタアカイエカは日本脳炎ウイルスを媒介, ④サシガメはクルーズトリパノソーマ原虫を媒介)

3．ノミが媒介するのはどれか．
- □ ① 無鉤条虫
- □ ② 有鉤条虫
- □ ③ 小形条虫
- □ ④ 多包条虫
- □ ⑤ 単包条虫

4．野ネズミの耳道から多数の小形虫体（体長0.3〜0.5mm）が確認された．虫体の写真を示す．
関連する疾患はどれか．

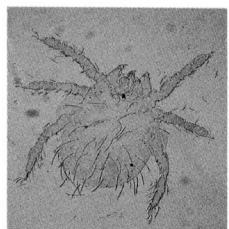

- □ ① 日本紅斑熱
- □ ② ペスト
- □ ③ マラリア
- □ ④ ライム病
- □ ⑤ ツツガムシ病

B　3-③（1章Fも参照のこと．①，②無鉤条虫はウシ，有鉤条虫はブタの生食による感染，④，⑤虫卵の経口摂取により感染），4-⑤（写真はツツガムシ．ツツガムシ病を媒介する．成虫であれば脚が4対．①ヤマトマダニ，キチマダニなどが媒介，②ケオプスネズミノミが媒介，③ハマダラカが媒介，④シュルツェマダニなどが媒介）

5．体毛に付着していた虫体（体長1.2mm）の写真を示す．
　正しいのはどれか．

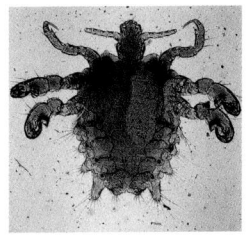

- □ ① ケジラミ
- □ ② ツツガムシ
- □ ③ ヒゼンダニ
- □ ④ アタマジラミ
- □ ⑤ コロモジラミ

6．体毛に付着していた虫体（体長2.5mm）の写真を示す．
　正しいのはどれか．

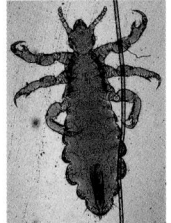

- □ ① ケジラミ
- □ ② ツツガムシ
- □ ③ ヒゼンダニ
- □ ④ アタマジラミ
- □ ⑤ コロモジラミ

B　5-①（写真はケジラミ．②幼虫はヒトに寄生するが体毛には寄生しない，③角皮内に侵入し，疥癬トンネルをつくる，④体毛に寄生するが頭髪が主，⑤衣服に付着し，発疹チフスリケッチアを媒介），6-④（写真はアタマジラミ．①陰毛，腋毛，まつ毛などに寄生する，カニに似た形状，②野ネズミなどに付着，③角皮内に侵入，⑤コロモジラミは④アタマジラミと形状は似ているが，衣服に寄生する）

7．皮膚に付着していた虫体（体長0.4mm）の写真を示す．
　　この虫が引き起こすのはどれか．

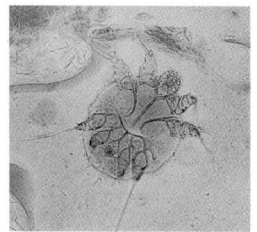

- □ ① 疥　癬
- □ ② ライム病
- □ ③ 発疹チフス
- □ ④ ツツガムシ病
- □ ⑤ 重症熱性血小板減少症候群（SFTS）

8．皮膚に付着していた虫体（体長2.5mm）の写真を示す．
　　この虫が引き起こすのはどれか．

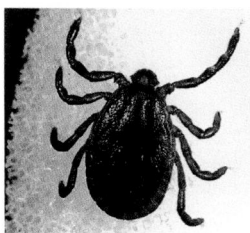

- □ ① 疥　癬
- □ ② ペスト
- □ ③ 発疹チフス
- □ ④ ツツガムシ病
- □ ⑤ 重症熱性血小板減少症候群（SFTS）

B　7-①（写真はヒゼンダニ．疥癬の原因となる．②，⑤はマダニによる疾患，③コロモジラミによる疾患，④ツツガムシによる疾患），8-⑤（写真はマダニ．SFTSを媒介する．①ヒゼンダニが媒介，②ケオプスネズミノミが媒介，③コロモジラミが媒介，④ツツガムシが媒介）

9. 蚊によって媒介される寄生虫症はどれか．**2つ選べ**．

　　□ ① 三日熱マラリア
　　□ ② リーシュマニア症
　　□ ③ ガンビアトリパノソーマ症
　　□ ④ バンクロフト糸状虫症
　　□ ⑤ クルーズトリパノソーマ症

B 9-①と④（②サシチョウバエが媒介，③ツェツェバエが媒介，⑤サシガメが媒介）

2 寄生虫検査法

A 検査材料の採取と保存

検査材料の種類と,対象となる寄生虫

1．糞便

①蠕虫類の虫卵,幼虫,成虫が検出される.

②原虫類の囊子(トキソプラズマを除く),オーシスト,栄養型が検出される.

2．尿

Bilharz住血吸虫卵,腟トリコモナスなど.

3．喀痰

Westerman肺吸虫卵,糞線虫フィラリア型幼虫など.

4．血液

①マラリア原虫,トリパノソーマ,リーシュマニアなど.

②免疫学的検査を行う場合.

5．皮膚

回旋糸状虫,顎口虫,リーシュマニアなど.

6．体液・組織

①胆汁,十二指腸液:Lambl鞭毛虫(栄養型),糞線虫フィラリア型幼虫など(まれに肝吸虫卵,肝蛭卵など).

②肝膿瘍穿刺液:赤痢アメーバ(栄養型),包虫など.

③肝臓(組織):日本住血吸虫卵など.

④肺:イヌ糸状虫など.

⑤横紋筋:旋毛虫の被囊幼虫.

⑥脳脊髄液:広東住血線虫(ただし検出は困難).

2 保存方法（糞便の場合）

1．固定液
10％ホルマリン液，MIF固定液，SAF液など．

2．保存条件
一般的な虫卵検査では低温で保存するが，次の場合は冷蔵してはいけない．

（1）培養を行う場合
①糞便内の虫卵・幼虫を発育させ，鑑別するため．
②鉤虫，糞線虫，東洋毛様線虫など．

（2）運動性をみる場合
①37℃で保存し，2時間以内に検査．
②赤痢アメーバ栄養型，Lambl鞭毛虫栄養型．

糞線虫フィラリア型幼虫の検出
宿主の免疫機能が低下すると，自家感染による過剰な増殖が起こり，全身のいたるところに幼虫がみられるようになる（消化器，肝臓，腎臓，心嚢，肺など）．そのため，検査材料として喀痰や糞便のほかに，心嚢液，胸水，腹水，尿なども幼虫がみられる可能性があるものとして考える必要がある．

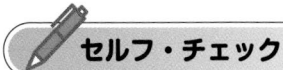

セルフ・チェック

A 次の文章で正しいものに〇，誤っているものに×をつけよ．

                  〇 ×

1. Bilharz住血吸虫卵の検査材料として糞便が最も適当である．　□　□
2. Westerman肺吸虫の虫卵は喀痰から検出される．　□　□
3. 赤痢アメーバ囊子は肝膿瘍穿刺液から検出される．　□　□
4. Lambl鞭毛虫の栄養型は胆汁から検出される．　□　□

B

1．検査材料と寄生虫について正しい組合せはどれか．**2つ選べ**．
- □ ① 血　液 ————— 回旋糸状虫
- □ ② 十二指腸液 ——— Lambl鞭毛虫（栄養型）
- □ ③ 糞　便 ————— 糞線虫
- □ ④ 尿 —————— 広東住血線虫
- □ ⑤ 喀　痰 ————— アニサキス

2．原虫類と検査材料の組合せで正しいのはどれか．
- □ ① トキソプラズマ ——————— 糞　便
- □ ② リーシュマニア ——————— 糞　便
- □ ③ 赤痢アメーバ囊子 —————— 糞　便
- □ ④ Lambl鞭毛虫（栄養型）———— 肝膿瘍穿刺液
- □ ⑤ ヒトクリプトスポリジウム —— 血　液

A 1-×（検査材料は尿），2-〇，3-×（肝膿瘍穿刺液から栄養型は検出される
が，囊子は検出されない），4-〇
B 1-②と③（①回旋糸状虫のミクロフィラリアは皮膚切片から検出される，
④広東住血線虫は内臓幼虫移行症を引き起こすので，検査材料としては血液を
用いた免疫学的検査法が有用，⑤アニサキスは胃や腸の内視鏡検査が有用），2-
③（③栄養型も糞便から検出される，①トキソプラズマは血液を用いた免疫学的
検査法が有用，②リーシュマニアは血液の塗抹検査もしくは遺伝子関連検査が
有用，④Lambl鞭毛虫（栄養型）は十二指腸液・胆汁，囊子は糞便が検査材料と
して有用，⑤ヒトクリプトスポリジウムは糞便中のオーシストを検出する）

B　糞便

1　虫卵の特徴

1．大きさ：回虫受精卵の大きさ（長径約50μm）を基準として，それと比較する

①回虫受精卵より非常に大きい：Manson住血吸虫卵，Bilharz住血吸虫卵，肝蛭卵．

②回虫受精卵よりやや大きい：日本住血吸虫卵，東洋毛様線虫卵，Westerman肺吸虫卵．

③ほぼ同じ：鉤虫卵，日本海裂頭条虫卵，縮小条虫卵．

④やや小さい：小形条虫卵，蟯虫卵，鞭虫卵，無（有）鉤条虫卵．

⑤非常に小さい：横川吸虫卵，肝吸虫卵．

2．形：特徴的な形態の虫卵

①岐阜ちょうちん形：鞭虫卵．

②トックリ形，ナスビ形：肝吸虫卵．

3．色調

①ほとんどの虫卵は褐色〜黄褐色．

②無色の虫卵：蟯虫卵，小形条虫卵．

③卵細胞は着色しているが卵殻がほぼ無色：鉤虫卵，東洋毛様線虫卵．

4．卵殻および付属物：卵殻の厚さ，付属物は重要な鑑別点

①卵蓋がある虫卵：住血吸虫類を除く吸虫卵，擬葉目条虫卵．

②棘：住血吸虫卵．

③栓：鞭虫卵．

5．卵内容

①単細胞期卵：回虫受精卵，鞭虫卵．

②分割卵細胞：鉤虫卵，東洋毛様線虫卵．

③1個の卵細胞と多くの卵黄細胞：肺吸虫卵，日本海裂頭条虫卵，

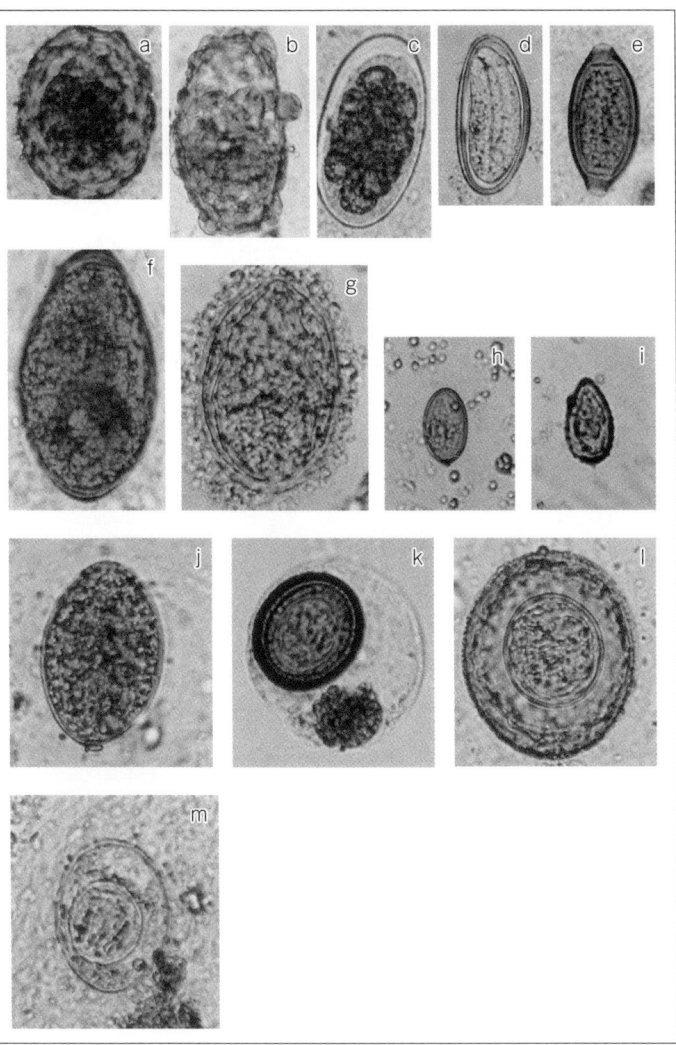

寄生虫卵

a：回虫受精卵，b：回虫不受精卵，c：鉤虫卵，d：蟯虫卵，e：鞭虫卵，f：Westerman肺吸虫卵，g：日本住血吸虫卵，h：横川吸虫卵，i：肝吸虫卵，j：日本海裂頭条虫卵，k：無鉤条虫卵，l：縮小条虫卵，m：小形条虫卵.

（平山謙二：最新臨床検査学講座 医動物学. 第2版, p116, 医歯薬出版, 2021)

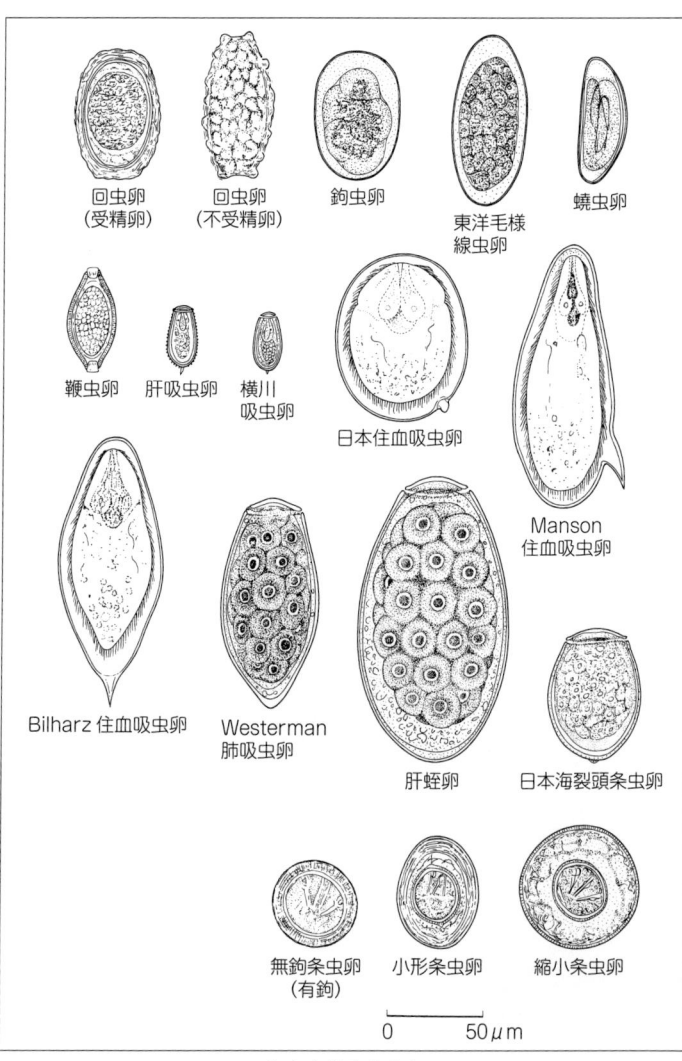

回虫卵
（受精卵）

回虫卵
（不受精卵）

鉤虫卵

東洋毛様
線虫卵

蟯虫卵

鞭虫卵

肝吸虫卵

横川
吸虫卵

日本住血吸虫卵

Manson
住血吸虫卵

Bilharz 住血吸虫卵

Westerman
肺吸虫卵

肝蛭卵

日本海裂頭条虫卵

無鉤条虫卵
（有鉤）

小形条虫卵

縮小条虫卵

0   50 μm

主な人体寄生虫卵

（平山謙二：最新臨床検査学講座 医動物学．第2版，p117，医歯薬出版，2021）

クジラ複殖門条虫卵.
④ミラシジウム：肝吸虫卵，横川吸虫卵，住血吸虫卵.
⑤六鉤幼虫：円葉目条虫卵(無鉤条虫卵，有鉤条虫卵，小形条虫卵，縮小条虫卵).
⑥幼虫包蔵卵：蟯虫卵.

2 虫卵の検査方法

1．直接塗抹法
①産卵数が多い寄生虫に有用.
②回虫，日本海裂頭条虫.

2．集卵法
糞便の夾雑物を減らし，観察しやすくする.

(1) 遠心沈殿法
①ホルマリン・エーテル法(MGL法)：各種虫卵，幼虫，原虫類の嚢子が検出できる(トキソプラズマを除く).
②AMSⅢ法：日本住血吸虫卵をはじめとする，各種の吸虫卵の検出に適している.

(2) 浮遊集卵法
①鉤虫卵，東洋毛様線虫卵のような比重の軽い虫卵に使用.
②飽和食塩水浮遊法.
③硫苦・食塩水浮遊法.

(3) 肛囲検査法(セロファンテープ法)
①セロファンテープもしくは検査用テープを排便前に肛門に押し付けて，虫卵を採取する.
②蟯虫卵，無鉤条虫卵.

(4) 糞便培養法
糞便からの感染型幼虫の検出を目的とし，糞便検体を培養する(鉤虫，糞線虫，東洋毛様線虫が疑われるときに実施する).
①寒天平板培養法
②濾紙培養法

(5) 一般的に虫卵がヒトの体内からは検出されないもの
①線虫類：イヌ回虫症，糸状虫症，アニサキス症，顎口虫症，旋毛虫症，広東住血線虫症，旋尾線虫症.
②吸虫類：宮崎肺吸虫症.

　　③条虫類：Manson 孤虫症，単包条虫症，多包条虫症，有鉤嚢虫症．

集卵法

集卵法		検査目的卵	必要試薬
遠心沈殿法	ホルマリン・エーテル法（MGL 法）	各種虫卵，幼虫，原虫類の嚢子（トキソプラズマを除く）	ホルマリンエーテル
	AMSⅢ法	吸虫卵，その他虫卵	塩酸硫酸ナトリウム
浮遊集卵法	飽和食塩水浮遊法（液の比重：1.200）	鉤虫卵，東洋毛様線虫卵，回虫受精卵，鞭虫卵	塩化ナトリウム
	硫苦・食塩水浮遊法（液の比重：1.270）	同上	硫酸マグネシウム塩化ナトリウム

3　原虫の検査法

1．染色

　　鉄ヘマトキシリン（hematoxylin）染色，コーン（Kohn）染色，ヨード・ヨードカリ染色．

2．栄養型の検出

　　運動性を持続させるために体温程度に温度を保っておく．

3．嚢子の検出

　　MGL 法を用いることができる（トキソプラズマを除く）．

4．ヒトクリプトスポリジウム検査方法（サイクロスポーラも適応）

　　①キニヨン（Kinyoun）抗酸染色．
　　②ショ糖液遠心浮遊法．

5．トキソプラズマ検査法

　　色素試験〔セービン・フェルドマン・ダイテスト（Sabin-Feldman's dye test）〕．

虫卵がヒトの体内からは検出されないもの

①成虫がヒトに寄生しているが，虫卵は検出されない：旋毛虫，糸状虫類，宮崎肺吸虫．
②ヒトの体内では幼虫のままであるので，虫卵が検出されない：アニサキス，顎口虫類，広東住血線虫，旋尾線虫，Manson 孤虫，単包条虫，多包条虫．

幼虫・成虫体の検査方法

1．幼虫の検出
①線虫類：ベールマン法（土壌および幼虫を含んだ臓器・糞便を用いる）．

②吸虫類：中間宿主の筋肉などをスライドガラスで圧平し，圧平塗抹標本を作製．

2．成虫体の検査
①線虫類：ホルマリン固定．内部構造を観察するときは，グリセリンやラクトフェノールで虫体を透化．

②吸虫・条虫類：虫体を圧平固定（固定液は10％ホルマリン液，70％アルコール液，AFA液など）．

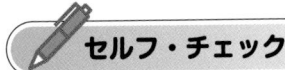

セルフ・チェック

A 次の文章で正しいものに〇，誤っているものに×をつけよ．

	〇	×
1. 日本住血吸虫卵は回虫受精卵より大きい．	□	□
2. 横川吸虫卵の検査時の卵内容は1個の卵細胞と多数の卵黄細胞である．	□	□
3. ホルマリン・エーテル法で原虫類の栄養型が検出できる．	□	□
4. トキソプラズマを検出するにはKinyoun抗酸染色が用いられる．	□	□
5. 蟯虫卵の検出に肛囲検査法が用いられる．	□	□

B

1．通常の糞便検査でその虫卵や幼虫を**検出できない**のはどれか．
  - □ ① 日本海裂頭条虫
  - □ ② 蟯　虫
  - □ ③ Westerman肺吸虫
  - □ ④ 糞線虫
  - □ ⑤ 横川吸虫

2．ホルマリン・エーテル法（MGL法）による検出が**適切でない**のはどれか．
  - □ ① 赤痢アメーバ囊子
  - □ ② トキソプラズマ囊子
  - □ ③ 糞線虫ラブジチス型幼虫
  - □ ④ 日本海裂頭条虫卵
  - □ ⑤ 小形条虫卵

A 1-〇，2-×（卵内容はミラシジウム），3-×（原虫類の囊子が検出できる），4-×（色素試験（Sabin-Feldman's dye test）），5-〇
B 1-②（蟯虫は通常は糞便中から検出できない．肛囲検査法を用いる），2-②（トキソプラズマ囊子は組織内に形成されるので，糞便からは検出できない）

3. 糞便検査で見出された体長約350μmの幼線虫を示す．
   虫種を確定するために行う検査はどれか．

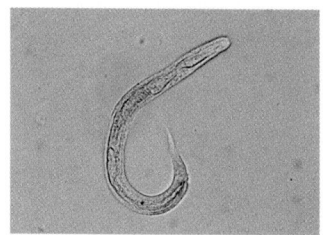

   □ ① 厚層塗抹法
   □ ② 薄層塗抹法
   □ ③ 濾紙培養法
   □ ④ 飽和食塩水浮遊法
   □ ⑤ ショ糖液遠心浮遊法

B 3-③（写真は糞線虫のラブジチス型幼虫．形態だけでは糞線虫とは断定できないので，濾紙培養法でフィラリア型幼虫まで発育させ，尾端のV字の切れ込みを確認する）

C　血液

 # マラリア原虫の検査

1．Giemsa 染色

厚層塗抹標本は原虫の有無の確認，薄層塗抹標本は原虫の種類の確認に用いる．ギムザ染色液のpHは7.2〜7.4がよい（ややアルカリ側．赤血球が青みを帯びるが，マラリア原虫が鮮やかに染まる）．

2．アクリジンオレンジ（acridine orange）染色

蛍光染色．

3．免疫学的検査法

ELISA法など．近年は免疫クロマトグラフィを利用した方法が多用されている．

マラリア原虫の形態（Giemsa染色）

	三日熱マラリア原虫	熱帯熱マラリア原虫	四日熱マラリア原虫	卵形マラリア原虫
感染赤血球	大きくなる	不変	不変	やや大きくなり卵形
輪状体	大きさは赤血球の1/3.核は1個（ときに2個）.細胞質は細い.	大きさは赤血球の1/5.しばしば2核のものがみられる.1個の赤血球に2虫以上が寄生.赤血球の辺縁にあることが多い.細胞質はきわめて細くシャープ.	大きさは赤血球の1/3以上.細胞質は密に太く，中に大きな核がみられる.	大きさは赤血球の1/3.核は2個のことがある.細胞質はやや太く，核は大きい.
アメーバ	シュフナー斑点を認める.	末梢血には通常出現しない.脳・心臓などの毛細血管内で発育.モーラー斑点がみられる.	帯状になる.	卵形の辺縁がノコギリ状になる.シュフナー斑点がみられる.
分裂体	メロゾイトは12〜18個で，色素顆粒は中央に集まる.	末梢血には通常出現しない.脳・心臓などの毛細血管内で発育.メロゾイトは8〜18個.	8〜10個のメロゾイトが菊花状に並ぶ.	6〜12個のメロゾイト.色素顆粒は中央に集まる.
雄性生殖母体	円形，原形質ともに染色が不明瞭で，核はやや中央に位置する.	ソーセージ型，核は淡染性で，クロマチン，マラリア色素とも散在している.	三日熱マラリアに似ているが小さい.	三日熱マラリアに似ている.
雌性生殖母体	円形，核は辺縁にあり，強く染まる.	鎌状（半月型），核は中央にあり，濃く染まる.	三日熱マラリアに似ているが小さい.	三日熱マラリアに似ている.

（平山謙二：最新臨床検査学講座 医動物学. 第2版, p124, 医歯薬出版, 2021）

　その他の原虫の検査

1．ミクロフィラリア検査

　バンクロフト糸状虫，マレー糸状虫などのミクロフィラリアは血液から検出されるので，Giemsa染色を行う．採血は夜間（22時〜1時）に行う．

（1）薄層塗抹標本

　種の鑑別に用いる．バンクロフト糸状虫，マレー糸状虫のミクロフィラリアは有鞘．

（2）厚層塗抹標本

　多量の血液を用いるので，ミクロフィラリアの有無を検査するのに有用．

（3）膜濾過法

　溶血させた血液をフィルタに通し，膜上に残ったミクロフィラリアを膜ごと染色する方法．

2．トキソプラズマ検査

（1）虫体検出

　患者の脳脊髄液の沈査やリンパ節の割面をスタンプ標本としてGiemsa染色を行い，虫体を検出する．

（2）免疫学的検査

　①色素試験（Sabin-Feldman's dye test）：生きた急増虫体がアルカリ性メチレン青によく染まる性質を利用する．抗体を作用させると染色性を失うという性質を利用して，患者血清中の抗体を証明する．

　②抗トキソプラズマIgG・IgM抗体測定．

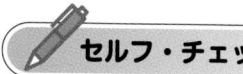
セルフ・チェック

A 次の文章で正しいものに〇，誤っているものに×をつけよ．

〇　　×

1. マラリア原虫検出のための末梢血塗抹標本のギムザ染色
   液のpHは6.8が適している． □　□

2. ミクロフィラリア検出のための末梢血塗抹標本を作製す
   るとき，種の鑑別には厚層塗抹標本が適している． □　□

B

1. 末梢血のGiemsa染色標本で検出できる寄生虫はどれか．
   - □ ① ヒトクリプトスポリジウム
   - □ ② 日本住血吸虫
   - □ ③ 広東住血線虫
   - □ ④ バンクロフト糸状虫
   - □ ⑤ 回旋糸状虫

2. バンクロフト糸状虫のミクロフィラリアを検出するための採
   血時間帯として適切なのはどれか．
   - □ ① 6時〜9時
   - □ ② 10時〜13時
   - □ ③ 14時〜17時
   - □ ④ 18時〜21時
   - □ ⑤ 22時〜1時

A 1-×（この場合のギムザ染色液のpHは7.2〜7.4が適している），2-×（種
の鑑別の場合は薄層塗抹標本が適している）
B 1-④（①検査材料は糞便で，ショ糖液遠心浮遊法やキニヨン抗酸染色を用
いる，②検査材料は糞便で，直接塗抹法やAMS III法を用いる，③免疫学的方法
を用いる，⑤皮膚切片を用いる），2-⑤（夜間定期出現性があり，それ以外の時
間は肺近くの血管にいるので，末梢血からは検出できない）

D その他の検査

□ 免疫学的検査法 □ 遺伝子関連検査法

 免疫学的検査法

虫卵や幼虫を糞便内に検出できないときに有効.

①幼虫移行症：顎口虫症, アニサキス症, イヌ回虫症, イヌ糸状虫症など.

②雄虫のみ寄生：回虫は雄虫のみ腸管に寄生.

③未成熟虫体の寄生：宮崎肺吸虫症, エキノコックス症, Manson孤虫症, 顎口虫症など.

④異所寄生.

⑤集団検査のスクリーニング.

臨床的に免疫学的検査法がよく用いられる寄生虫症

線虫類	イヌ・ネコ回虫症, 広東住血線虫症, 顎口虫症, 旋毛虫症
吸虫類	宮崎肺吸虫症, 肝蛭症
条虫類	Manson孤虫症, 有鉤囊虫症, 多包条虫症, 単包条虫症
原虫類	赤痢アメーバ症, トキソプラズマ症, マラリア

2 生物学的免疫反応

①色素試験〔セービン・フェルドマン・ダイテスト(Sabin-Feldman's dye test)〕：トキソプラズマ.

②虫卵周囲沈降試験(COPテスト)：住血吸虫類. 患者血清と虫卵を混合する.

③ミラシジウム不活化試験：吸虫類.

④セルカリア外皮反応：吸虫類.

⑤幼虫周囲沈降反応(サーレス現象)：線虫類の第3期幼虫, 旋毛虫に有用.

 3 遺伝子関連検査法

形態学的に種の同定が困難な場合や, 免疫学的検査法と同じく虫卵や幼虫が糞便内に検出されない場合に用いる.

①赤痢アメーバ.

②マラリア原虫の鑑別.

③シャーガス病, リーシュマニア症など.

④裂頭条虫類の鑑別.

⑤ヒトクリプトスポリジウム.

⑥旋毛虫, ほか.

セルフ・チェック

A 　次の文章で正しいものに○，誤っているものに×をつけよ．

	○	×
1. 旋毛虫症の患者糞便から，旋毛虫の虫卵が検出される．	□	□
2. 色素試験とは，セービン・フェルドマン・ダイテスト (Sabin-Feldman's dye test) のことである．	□	□
3. 虫卵周囲沈降試験(COPテスト)は，住血吸虫類の検査である．	□	□
4. 顎口虫症は，患者糞便の虫卵検査で診断できる．	□	□
5. 赤痢アメーバの診断に，DNAを用いた遺伝子関連検査が用いられる．	□	□

B

1. 免疫学的検査法が必要なのはどれか．2つ選べ．
   - □ ① 肝吸虫症
   - □ ② 糞線虫症
   - □ ③ 日本海裂頭条虫症
   - □ ④ Manson孤虫症
   - □ ⑤ エキノコックス症

A 1-×(卵胎生のため，糞便から虫卵は検出されない(p27参照))，2-○，3-○，4-×(ヒトは中間宿主なので，ヒト体内では成虫にならない．よって糞便中にも虫卵は検出されない(p27参照))，5-○

B 1-④と⑤(①，③は糞便内に虫卵が確認できる，②は糞便内に幼虫が確認できる)

3　まとめ

A　主な虫卵の特徴

虫卵名	特徴
回虫受精卵	短楕円形，卵殻は厚い，金平糖状の蛋白膜，色は黄褐色，卵内容は単細胞期
回虫不受精卵	受精卵より細長く不整形，卵殻は薄い，卵細胞は変性し油滴顆粒状
蟯虫卵	無色，回虫受精卵より一回り小さい，柿の種状，卵内容は2つに折れ曲がった幼虫
鉤虫卵	楕円形，卵殻は薄い，無色，検査時は卵細胞が4つに分裂した状態が多い（分割卵細胞）
鞭虫卵	岐阜ちょうちん形（グラタン皿形），両端に栓がある，卵殻は厚く，黄褐色
日本住血吸虫卵	回虫受精卵より大きい，円形，淡黄色，卵殻はやや厚い，卵蓋はない，卵内容はミラシジウム，卵殻横にかすかな棘
肝吸虫卵	回虫受精卵の2分の1の大きさ，卵蓋あり，卵殻より卵蓋が少し突出（トックリ形），亀甲状の模様，卵内容はミラシジウム
横川吸虫卵	回虫受精卵の2分の1の大きさ，卵蓋が突出していない，卵表面に模様なし，卵内容はミラシジウム
Westerman肺吸虫卵	回虫受精卵より大きい，黄金色，卵蓋あり，卵殻は厚い，卵蓋のある方がやや幅広，卵内容は1個の卵細胞と多数の卵黄細胞
無鉤条虫卵，有鉤条虫卵	幼虫被殻が厚く放射状（タイヤ状），卵殻は薄い（糞便とともに排出される時に脱落しやすい），卵内容は六鉤幼虫
小形条虫卵	短楕円形，卵殻の内側は無色透明な半流動性の物質，幼虫被殻（レモン形）の両端から4～8本の糸状物（フィラメント）が出ている
日本海裂頭条虫卵	回虫受精卵とほぼ同じ大きさ，きれいな楕円形，卵蓋あり，卵内容は1個の卵細胞と多数の卵黄細胞

B 病害と症状

症状	関連する寄生虫・衛生動物
レフレル症候群 (好酸球増多を伴う喘息様発作)	回虫, 鉤虫
陰嚢水腫, 象皮病	バンクロフト糸状虫
河川盲目症	回旋糸状虫
遊走性限局性皮膚腫脹	有棘顎口虫, Manson孤虫
皮膚爬行症	剛棘顎口虫, ドロレス顎口虫, 日本顎口虫, 旋尾線虫
好酸球性脳脊髄膜炎	広東住血線虫
黒水熱	マラリア原虫
重症熱性血小板減少症候群 (SFTS)	マダニによってウイルスが媒介される
イチゴゼリー状の下痢便, 肝膿瘍	赤痢アメーバ
爪の変形, 貧血, 異食症	鉤虫
トキソプラズマ脳炎	トキソプラズマ
先天性トキソプラズマ症 (網脈絡膜炎, 水頭症, 脳内石灰化, 精神運動機能障害)	トキソプラズマ
Manson孤虫症	Manson裂頭条虫
ロマーニャ徴候	リーシュマニア
若菜病	主にズニビ鉤虫
IgE値上昇, 好酸球増多	蠕虫類

アレルギー反応も症状として現れる.

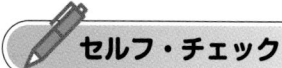

セルフ・チェック

A 次の文章で正しいものに○，誤っているものに×をつけよ．

	○	×
1. 鉤虫卵の色調は無色である．	□	□
2. 東洋毛様線虫卵の検査時の卵内容は4細胞期の卵細胞である．	□	□
3. 鞭虫卵の一端には棘がある．	□	□
4. 広東住血線虫の虫卵はヒトの糞便からも検出される．	□	□
5. 回虫受精卵の長径は約50μmである．	□	□
6. 蟯虫卵の検査時の卵内容は単細胞期である．	□	□
7. 有棘顎口虫の幼虫の寄生により，遊走性限局性皮膚腫脹が起こる．	□	□
8. 先天性トキソプラズマ症の症状の一つに網脈絡膜炎がある．	□	□
9. 旋尾線虫の幼虫の寄生により，皮膚爬行症がみられる．	□	□
10. 鉤虫の感染により胸水貯留が起こる．	□	□
11. 広東住血線虫の幼虫の寄生により好酸球性脳脊髄膜炎がみられる．	□	□
12. バンクロフト糸状虫の寄生により，河川盲目症が起こる．	□	□
13. Manson住血吸虫の幼虫の寄生により，Manson孤虫症が起こる．	□	□

A 1-○，2-×（16～32細胞期まで分裂している），3-×（両端に栓がある），4-×（ヒトの体内では成虫にならず，産卵もできない．免疫学的検査法を用いる），5-○，6-×（卵内容は幼虫包蔵卵），7-○，8-○，9-○，10-×（爪の変形，貧血，異食症，若菜病といわれる喉のかゆみやレフレル症候群（喘息様発作）），11-○，12-×（バンクロフト糸状虫による症状は急性期はクサフルイ，慢性期は乳び尿，陰囊水腫，象皮病．河川盲目症を起こすのは回旋糸状虫），13-×（Manson孤虫症と関連するのはManson裂頭条虫）

B

1. 新鮮糞便中の虫卵について正しいのはどれか. **2つ選べ.**
   - □ ① 日本海裂頭条虫卵にはミラシジウムが形成されている.
   - □ ② 無鉤条虫卵の六鉤幼虫は鉤が欠けている.
   - □ ③ 縮小条虫卵の幼虫被殻の両端にはガラス状糸状物がある.
   - □ ④ 小形条虫卵の幼虫被殻にはガラス状糸状物がある.
   - □ ⑤ Manson裂頭条虫卵には卵蓋がある.

2. 正しい組合せはどれか. **2つ選べ.**
   - □ ① ネッタイシマカ ―――― 黄 熱
   - □ ② コガタアカイエカ ―― マラリア
   - □ ③ シュルツェマダニ ―― ツツガムシ病
   - □ ④ ネズミノミ ―――――― バンクロフト糸状虫症
   - □ ⑤ ツェツェバエ ――――― 睡眠病

3. 誤っている組合せはどれか.
   - □ ① ヒトクリプトスポリジウム ―― 下 痢
   - □ ② アニサキス ――――――――― 腹 痛
   - □ ③ 鉤 虫 ―――――――――――― 脳 炎
   - □ ④ バンクロフト糸状虫 ――――― 陰嚢水腫
   - □ ⑤ 赤痢アメーバ ―――――――― 肝膿瘍

B 1-④と⑤(①卵内容は1個の卵細胞と多数の卵黄細胞, ②六鉤幼虫は通常
3対の鉤をもつ, ③幼虫被殻の両端にガラス状糸状物(フィラメント)がみられ
るのは小形条虫卵である), 2-①と⑤(②マラリアはハマダラカによって媒介さ
れる, ③ツツガムシ病はツツガムシによって媒介される, ④バンクロフト糸状
虫はアカイエカやネッタイイエカによって媒介される), 3-③(鉤虫の症状とし
て, 貧血, 爪の変形, 異食症, 若菜病, レフレル症候群などがある)

4．40歳の男性．胸部の発赤と腫脹を主訴に来院した．発赤は次
　　第に腹側正中部に向かって伸び，帯状や線状になった．腹部
　　の写真を示す．食物摂取歴として，1カ月前にドジョウを生食
　　した．診断として正しいのはどれか．

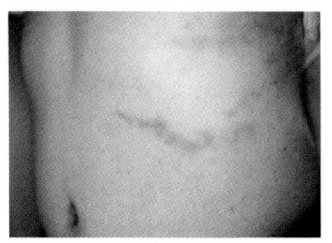

- □ ① 疥　癬
- □ ② 顎口虫症
- □ ③ 旋毛虫症
- □ ④ 回旋糸状虫症（オンコセルカ症）
- □ ⑤ 日本住血吸虫症

5．正しい組合せはどれか．2つ選べ．
- □ ① バンクロフト糸状虫症 ―― 下　痢
- □ ② 無鉤条虫症 ――――――― 肝腫大
- □ ③ 肝吸虫症 ――――――――― リンパ節腫脹
- □ ④ 広東住血線虫症 ――――― 頭　痛
- □ ⑤ 鉤虫症 ――――――――――― 貧　血

B 4-②（写真は皮膚爬行疹．選択肢のなかでは顎口虫症が考えられる．①疥
癬は皮膚に紅色丘疹，水疱などをつくる，③旋毛虫は横紋筋に幼虫が寄生する
ことにより，発熱，筋肉痛などがみられる．眼筋に移行すると眼窩の浮腫もみ
られる，④回旋糸状虫症（オンコセルカ症）は脱色素斑，腫瘤，失明などがみら
れる，⑤日本住血吸虫症はセルカリアの皮膚侵入による皮膚炎が起こる．その
後，発熱，粘血便などの症状が起こる．慢性期になると組織に虫卵結節がつく
られ，肝硬変，食道静脈瘤，腹水貯留などが起こる）．5-④と⑤（①バンクロフ
ト糸状虫症の症状は乳び尿，陰嚢水腫，象皮病，②無鉤条虫症の症状は消化器
症状（ほとんど症状が現れないことがある），③肝吸虫症の症状は少数寄生は無
症状．多数寄生だと胆管閉塞による胆管炎，肝機能障害が現れる，④広東住血
線虫症は好酸球性脳脊髄膜炎（頭痛，吐き気など）が特徴的症状）

索 引

和 文

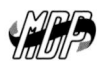

ポケットマスター臨床検査知識の整理
医動物学　第2版　　　　　　　　　　　ISBN978-4-263-22427-4

2019年9月5日　　第1版第1刷発行
2024年3月20日　　第2版第1刷発行

編　者　新臨床検査技師
　　　　教育研究会

発行者　白　石　泰　夫

発行所　医歯薬出版株式会社

〒113-8612　東京都文京区本駒込1-7-10
TEL（03）5395-7620（編集）・7616（販売）
FAX（03）5395-7603（編集）・8563（販売）
https://www.ishiyaku.co.jp/
郵便振替番号　00190-5-13816

乱丁，落丁の際はお取り替えいたします.　　　　　　印刷・真興社／製本・榎本製本